70	**Köstliche Mittagessen**
70	Thunfisch-Zucchini-Farfalle
72	Hühnchen mit Mango-Maracuja-Dip
74	Schinkenpralinen mit Honig-Senf-Dip
75	Lachs-Crostini
76	Radicchio mit Käsedressing
77	Kartoffel-Makrelen-Eintopf
78	Hühnerbouillon mit Gemüsestreifen
80	Brokkolisuppe „Asia"
81	Schwarzer Heilbutt mit Kräutersoße
82	Lachsfilet mit Gewürzen
84	Gambas mit gebratenen Auberginen
86	Kürbis-Nudel-Pfanne mit Steakstreifen
88	Schweinefilet mit Grießhaube
90	Hackbraten
90	Kartoffelgemüse
91	Tomaten-Mozzarella-Reis
92	Hähnchenlasagne mit Spinat
94	Kürbisspaghetti
96	Couscous mit Zimtaroma
97	Gebackene Petersilienwurzel
98	Gratinierter Stangenspargel mit Schinken
100	Schwarzwurzelgemüse
101	Blattspinat mit Feta

„Mit diesem Buch möchten wir Ihnen Informationen geben, die Ihnen bei der Optimierung Ihres Speiseplans helfen."

102	**Leichte Abendessen**
102	Frühlingssalat
104	Sellerie-Apfel-Salat
104	Farfalle-Salat mit Lachs
106	Roter Heringssalat
107	Thunfischaufstrich
107	Fruchtiger Käseaufstrich
108	Garnelen-Hüttenkäse-Aufstrich
108	Tomatenaufstrich
110	Gefüllte Putenröllchen
112	Mozzarella-Toast
112	Gebackener Schinken-Käse-Toast
114	Schnelles California-Wrap
116	Selbstgemachtes Wrap mit Lachs-Frischkäse-Füllung
117	Spargelpfannkuchen
118	Basilikum-Gnocchi
120	Leichtes Kartoffelgratin
122	Basilikumcremesuppe
124	Exotische Karottensuppe
126	Neue Kartoffeln mit Frühlingsquark
127	Selleriecremesuppe mit Zimtcroûtons

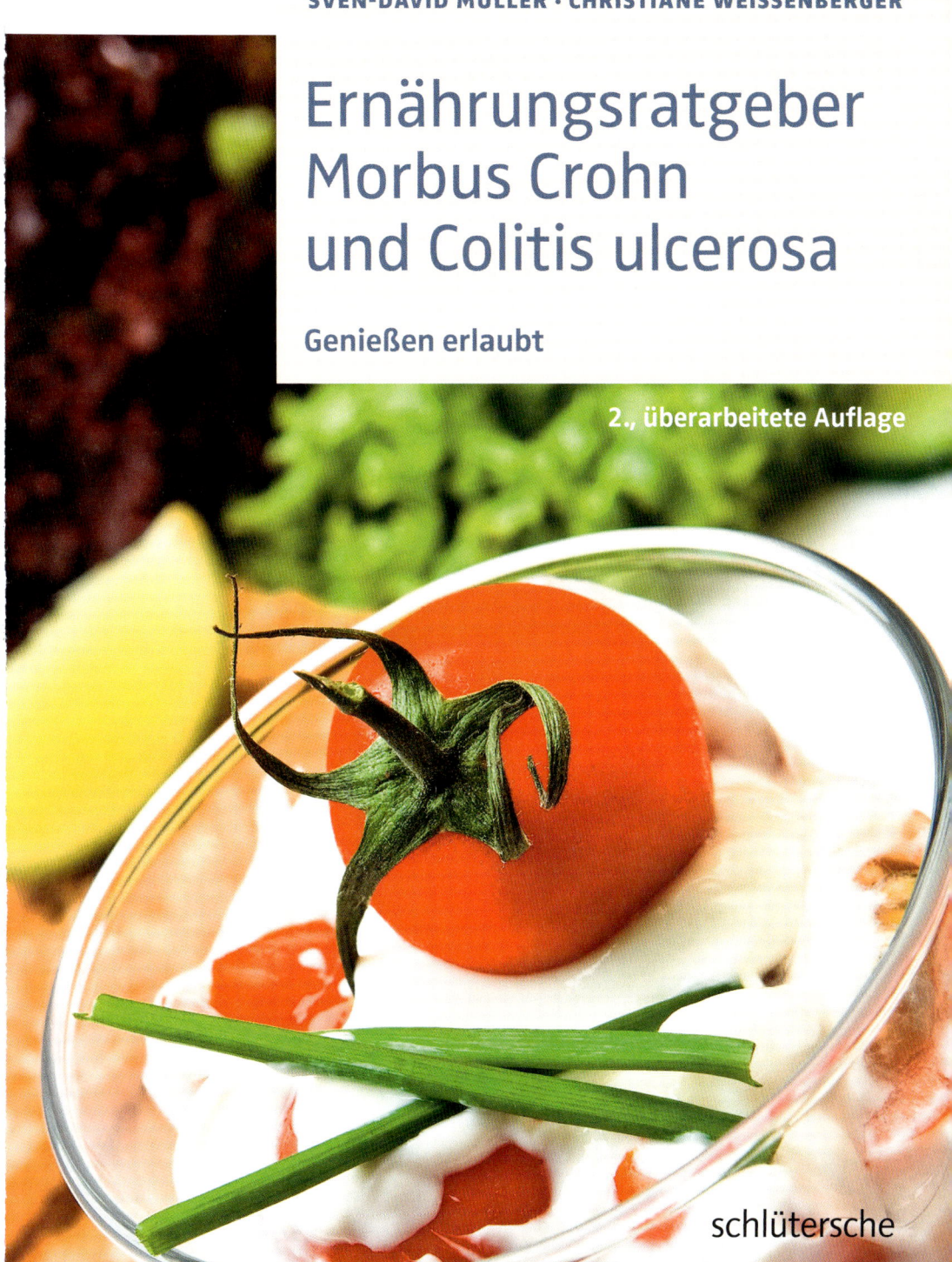

SVEN-DAVID MÜLLER · CHRISTIANE WEISSENBERGER

Ernährungsratgeber Morbus Crohn und Colitis ulcerosa

Genießen erlaubt

2., überarbeitete Auflage

schlütersche

Inhalt

6 **VORWORT**

9 **MORBUS CROHN UND COLITIS ULCEROSA – WICHTIG ZU WISSEN**
10 Das Verdauungssystem
16 Morbus Crohn und Colitis ulcerosa im Überblick

27 **DIE ERNÄHRUNG UMSTELLEN – ABER WIE?**
28 Richtig essen und trinken – was ist jetzt besonders wichtig?
34 Problem Mangelernährung
37 Nähr- und Wirkstoffe, die jetzt wichtig sind
48 Die Ernährung im akuten Entzündungsschub
50 Richtig trinken
52 20 Ernährungstipps für das tägliche Leben

57 **60 LECKERE REZEPTE BEI MORBUS CROHN UND COLITIS ULCEROSA**
58 Leckere Frühstücke
58 Scones
60 Frühstückscrêpes mit Erdbeerquark
62 Körniger Pfirsich-Frischkäse
62 Sesambrötchen
64 Honigmelone mit Kressedip
64 Krabbenrührei
66 Gefüllte Grapefruit
66 Zitrussalat mit Honig-Zimt-Marinade
68 Bananenmüsli mit Vanillejoghurt

128 **Süße Zwischenmahlzeiten und Desserts**
128 Gebackene Ananas mit Joghurtsoße
130 Gefüllte Pfirsiche mit Honigjoghurt
131 Mangodessert
132 Rhabarberkompott mit Quarkhaube
134 Apfelcreme
135 Bananen-Eis
136 Apfelkefir
137 Bananen-Erdbeer-Milch

138 **ANHANG**
138 Adressen
140 Register

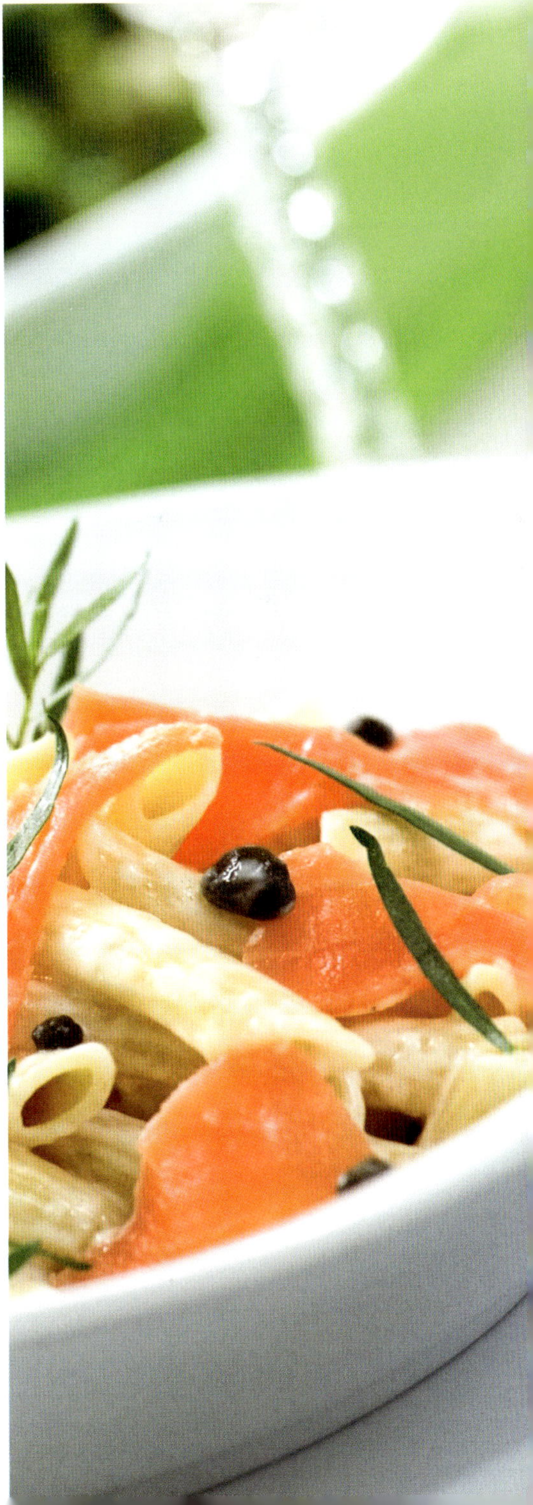

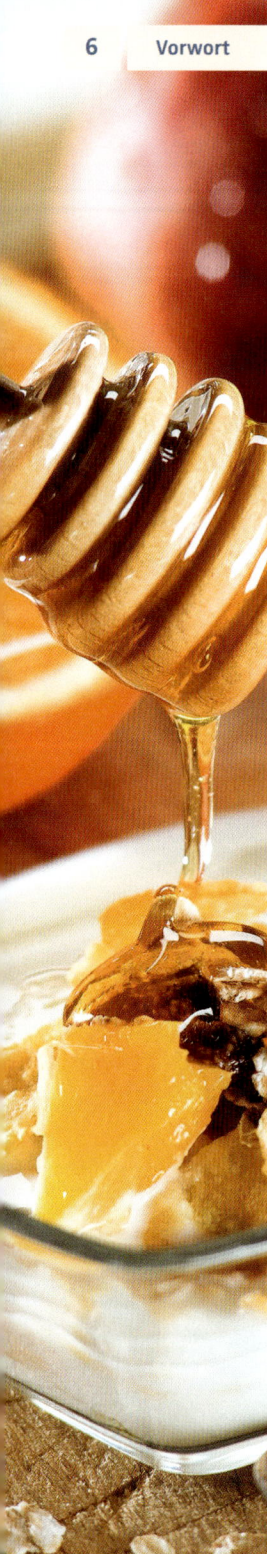

VORWORT

Liebe Leserin, lieber Leser,

Ernährungsmedizin, Diätetik und Ernährungstherapie sind im steten Wandel, dementsprechend freuen uns, dass der „Ernährungsratgeber Morbus Crohn und Colitis ulcerosa" nun in einer 2., überarbeiteten Auflage vorliegt.

Der Darm verarbeitet in einem 75-jährigen Leben durchschnittlich 30 Tonnen Nahrung und 50 000 Liter Flüssigkeit und ist nebenbei das größte Immunorgan. Auf einer Gesamtfläche von etwa 350 Quadratmetern ist er für die Aufnahme der für alle Körperfunktionen unerlässlichen Nährstoffe zuständig. Wenn das empfindliche Gleichgewicht dieser Aufgaben durch ein entzündliches Geschehen beeinträchtigt ist, muss besonderes Augenmerk darauf gerichtet werden, den Körper mit allen erforderlichen Nährstoffen optimal zu versorgen.

Leider gibt es keine generelle Ernährungsempfehlung für CED-Patienten, die allgemeinen Regeln für eine gesunde Ernährung sind auch bei Morbus Crohn und Colitis ulcerosa gültig. Viele Patienten glauben aber, dass sie allein durch die Aufnahme bestimmter Speisen ihre Erkrankung verschlimmern. Und noch immer wird Patienten geraten, grundsätzlich auf Speisen wie Salat, Linsen und andere Hülsenfrüchte zu verzichten. Beides muss nicht zutreffend sein.

„Wenn Sie herausgefunden haben, welche Lebensmittel Sie besonders gut vertragen, sollten Sie diese Erkenntnisse in unseren Rezeptteil einbeziehen."

Da die Erkrankung von Patient zu Patient unterschiedlich verläuft, gilt vielmehr das Motto „Gut ist, was gut vertragen wird". Durch Ausschluss unverträglicher Nahrungsmittel kann jeder Betroffene für sich die eigene Ernährung optimieren. Wenn Sie mit einem Ernährungs- und Beschwerdetagebuch herausgefunden haben, welche Lebensmittel Sie besonders gut und welche weniger gut vertragen, sollten Sie diese Erkenntnisse in unseren Rezeptteil einbeziehen. Oft können Sie die Speisen allein durch den Austausch einzelner Lebensmittel für Sie optimal verträglich gestalten.

Unsere reizarmen, gut verdaulichen Rezepte reichen vom Frühstück über delikate Hauptgerichte bis zu leckeren Desserts. Obwohl weder Morbus Crohn noch Colitis ulcerosa durch eine spezielle Ernährungsform geheilt werden können, so tragen die Gerichte doch entscheidend zur Entlastung einzelner Verdauungsorgane oder des gesamten Stoffwechselgeschehens bei. Beschwerden wie Durchfall, Völlegefühl, Schmerzen, Druck, Übelkeit, die bei Erkrankungen im Verdauungsbereich auftreten können, werden so gemildert.

Wir legen Ihnen ans Herz, sich regelmäßig durch qualifizierte Diätassistenten beraten zu lassen, um Ihre Kost optimal und gut verträglich zu gestalten. Achten Sie auch darauf, dass Sie regelmäßig essen und Untergewicht und Mangelernährung vermeiden.

Allzeit viel Gesundheit und Wohlbefinden!

Ihr
Sven-David Müller

Ihre
Christiane Weißenberger

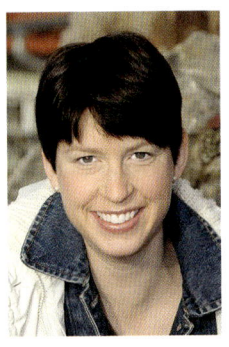

Christiane Weißenberger
Diätassistentin/ Diabetesassistentin

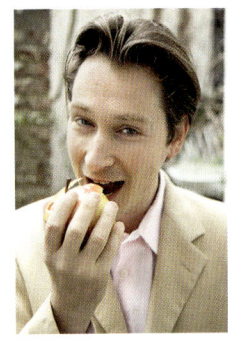

Sven-David Müller
M. Sc., Diätassistent, Diabetesberater DDG und Gesundheitspublizist

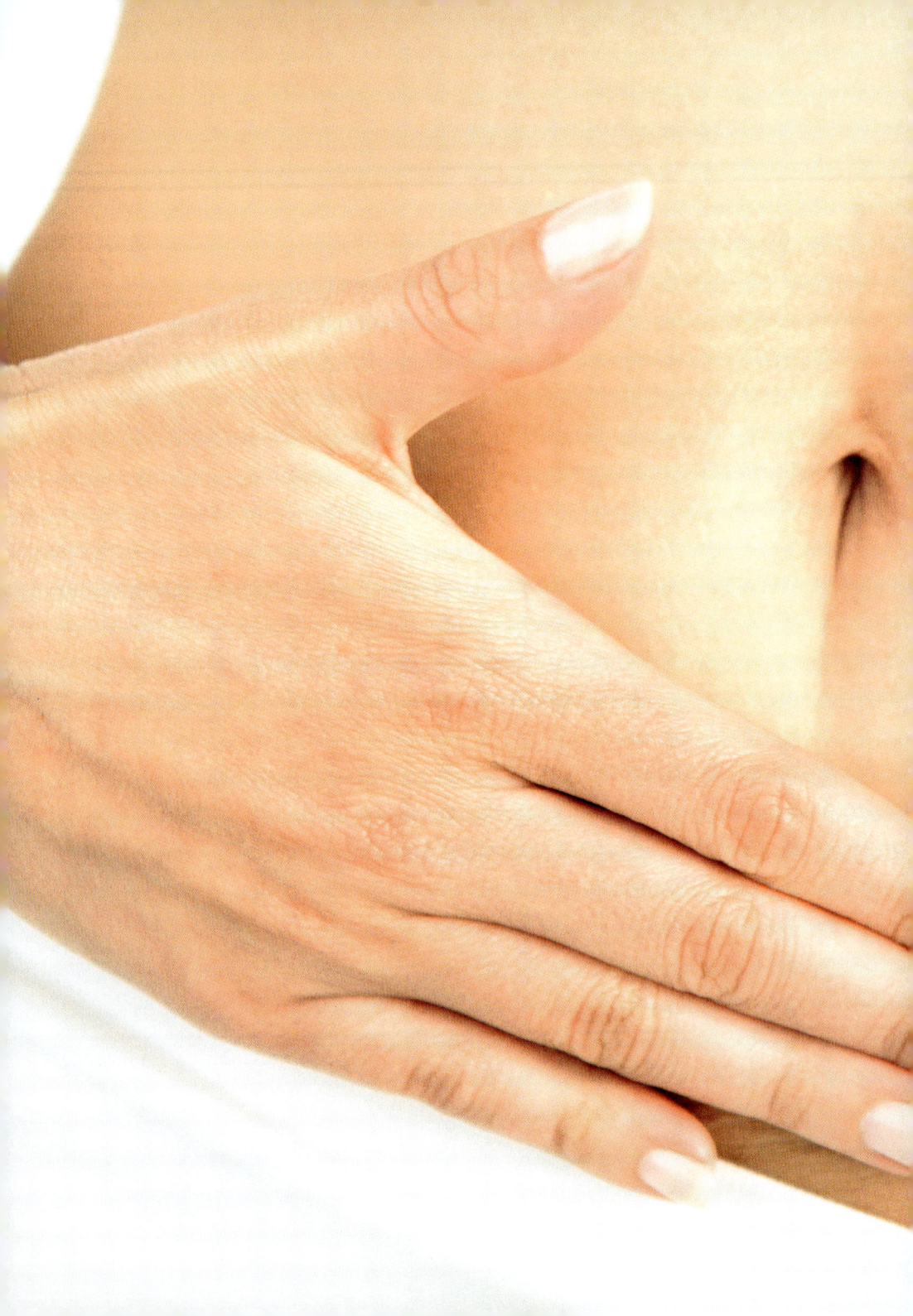

MORBUS CROHN UND COLITIS ULCEROSA – WICHTIG ZU WISSEN

Morbus Crohn ist eine Entzündung, die im gesamten Magen-Darm-Trakt auftreten kann. Colitis ulcerosa ist der entzündliche Befall des Mast- und Dickdarms. Anders als beim Morbus Crohn breitet sich die Entzündung bei Colitis ulcerosa kontinuierlich vom Mastdarm beginnend aus, das heißt: von anal nach oral, und ist auf die Darmschleimhaut beschränkt. Die Diagnose „Morbus Crohn" oder „Colitis ulcerosa" bedeutet für die Betroffenen einen tiefen Einschnitt im bisherigen Leben. Sie müssen sich darauf einrichten, mit einer chronischen Erkrankung zu leben.

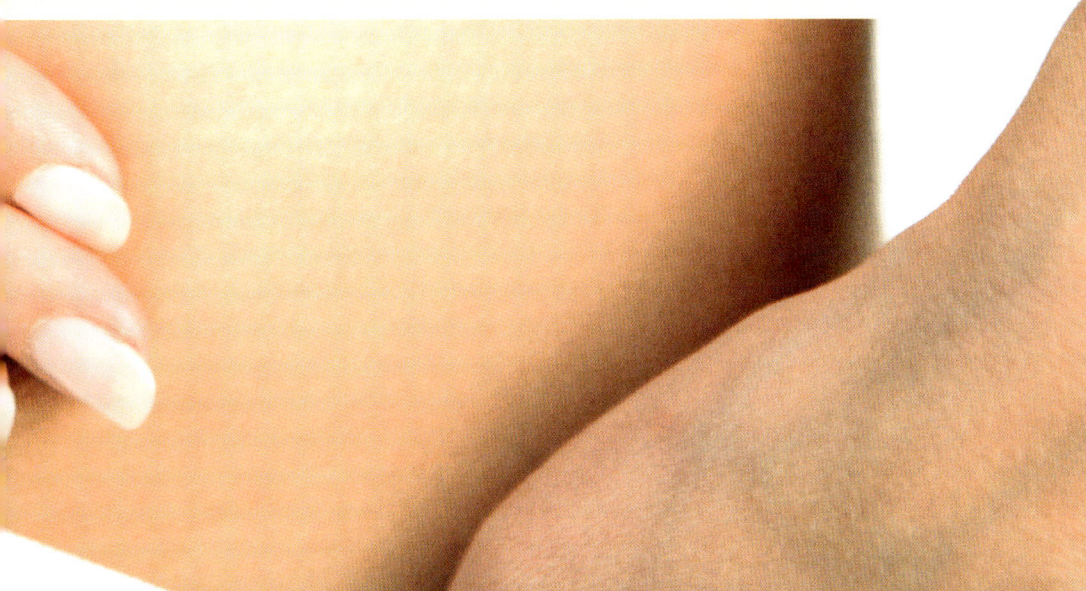

Das Verdauungssystem

Unser Verdauungssystem ist eine komplexe Einheit von hintereinander geschalteten Organen. In der Fachsprache wird dieser „Schlauch", der die Mundhöhle mit dem Darmausgang verbindet, als Gastrointestinaltrakt bezeichnet.

Die Verdauung beginnt mit dem Speichel und dem Kauen im Mund und endet im Enddarm mit der Ausscheidung des Stuhls. Während der Verdauung werden die Nahrungsinhaltsstoffe mithilfe von verschiedenen Enzymen in kleinere Bestanteile abgebaut, die der Dünndarm aufnehmen kann. Der Abbau von Kohlenhydraten erfolgt in Monosaccharide, der von Fetten in Glyzerin und Fettsäuren und der von Eiweißen in Aminosäuren. Diese Bestandteile gelangen in die Blut- oder Lymphbahn und werden in den gesamten Organismus transportiert, um alle Zellen optimal zu versorgen.

Morbus Crohn kann alle Abschnitte des Magen-Darm-Traktes von der Mundhöhle bis zum Schließmuskel betreffen. Colitis ulcerosa betrifft das Kolon, also den Dickdarm.

> **!** Enzyme sind Eiweiße, die den überwiegenden Teil biochemischer Reaktionen steuern – von der Verdauung bis hin zum Kopieren der Erbinformation.

Die Mundhöhle

Der Weg der Verdauung beginnt bereits im Mund. Dort wird die Nahrung mit den Zähnen mechanisch zerkleinert. Dadurch wird ihre Oberfläche vergrößert und die Inhaltsstoffe des produzierten Speichels können besser ihre Wirkung entfalten. Im Mund sind Dehnungsrezeptoren, die durchs Kauen einen Reiz bekommen, der wiederum zum Gehirn weitergeleitet wird. Dadurch kommt es zur vermehrten Speichelbildung. Der Speichelfluss, aber auch die Produktion der Magensäfte in den Magenschleimhautzellen (siehe Seite 12) wird schon beim Anblick und Riechen der Speisen, durch die Berührung mit der Mundschleimhaut und durch Hören von Tellerklappern oder Rascheln einer Chipstüte angeregt, indem das Zwischenhirn (Hypothalamus) diese Eindrücke

> **!** Die Mundhöhle ist nur selten von Morbus Crohn betroffen.

Das Verdauungssystem

Übersicht über die Verdauungsorgane

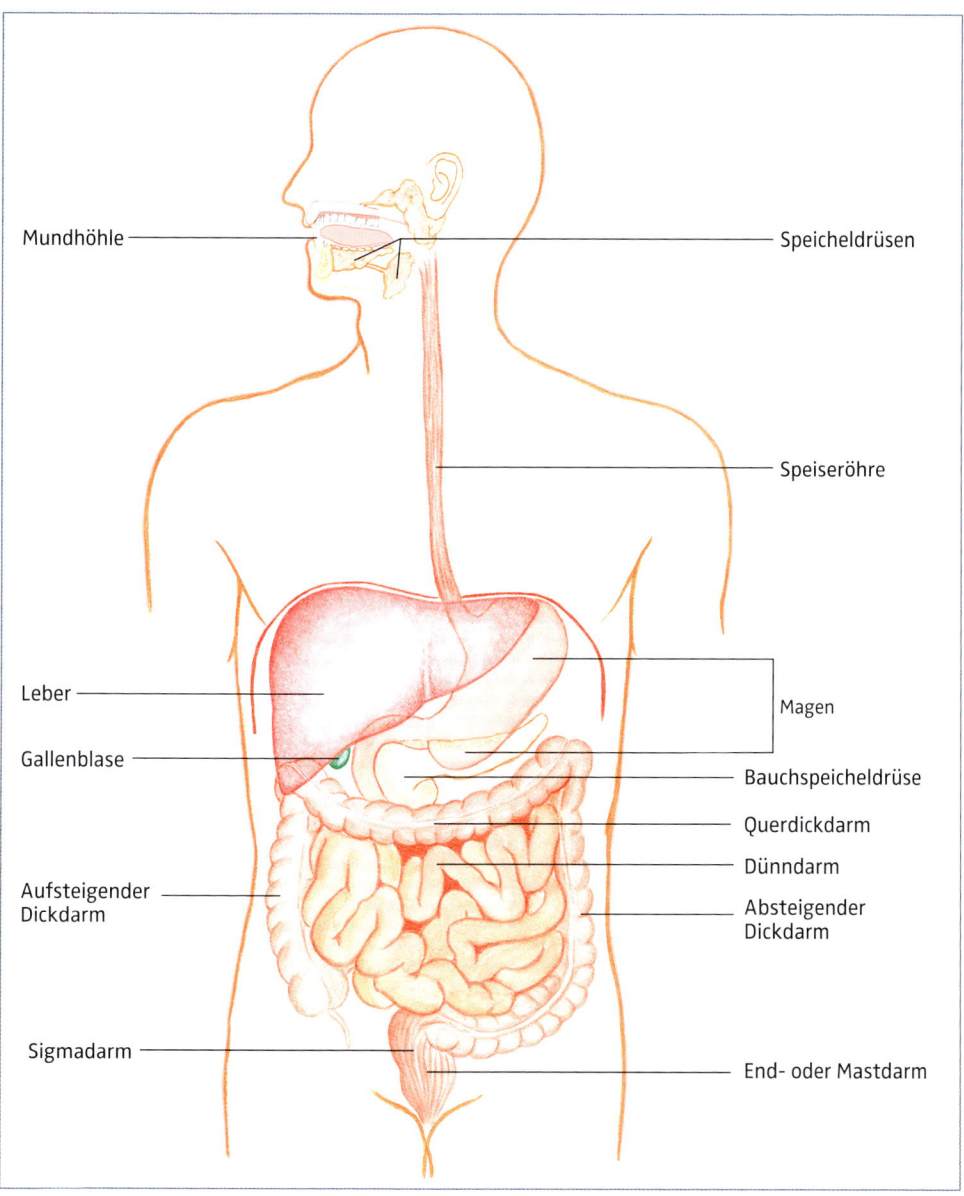

weiterleitet. Gründliches Kauen der Nahrung bewirkt ein früheres Einsetzen und längeres Anhalten des Sättigungsgefühls. Patienten, die unter chronisch-entzündlichen Darmerkrankungen (CED) leiden, sollten sehr gründlich kauen, um die Verträglichkeit und Auswertbarkeit der Nahrung zu verbessern.

Die Speiseröhre
Mit dem Schluckakt gelangt der zerkaute Nahrungsbrei über die Speiseröhre in den Magen. Die Speiseröhre ist ein 22 bis 25 cm langer Muskelschlauch, der den Nahrungsbrei in jeder Körperlage durch Zusammenziehen und Dehnen bis zum Magen fortbewegt. Innen ist die Speiseröhre mit einer Schleimhaut ausgekleidet. In ganz seltenen Fällen ist die Speiseröhre von Morbus Crohn betroffen.

Der Magen
Im Magen wird die Nahrung mit dem Magensaft vermischt und weiter zerkleinert. Etwa drei Wellen pro Minute laufen über den Magen hinweg. Im leeren Zustand beträgt das Magenvolumen 50 Milliliter, im vollen Zustand etwa 1500 Milliliter. Nährstoffe können noch nicht aufgenommen werden, lediglich leicht lösliche Stoffe, wie Alkohol, zumindest teilweise.

Der Magensaft enthält 0,5-prozentige Salzsäure, sodass sich ein saurer pH-Wert von 1,2 bis 3 ergibt, der den Nahrungsbrei durchsäuert. Insgesamt werden etwa zwei bis drei Liter Magensaft pro Tag hergestellt. Um sich selbst vor der aggressiven Flüssigkeit und vor einer Selbstverdauung durch das Enzym Pepsin zu schützen, produziert die Magenschleimhaut Schleimstoffe, sogenannte Muzine.

Die Magensaftsekretion wird angeregt durch Anblick, Geruch und Geschmack von Speisen, durch die mechanische Reizung der Mundhöhle, durch die Ausschüttung von Gastrin, einem in den Antrumzellen (im unteren Magenabschnitt gelegen) gebildeten Hormon, und durch den Eintritt des Speisebreis in den Magen. Denn die Nahrung dehnt die Magenwand, was bei großem Volumen rasch zur Sättigung führt. Die im Magen vorhandenen Dehnungsrezeptoren aktivieren in diesem Falle das Sättigungszentrum im Gehirn.

Das Essen verweilt etwa ein bis sieben Stunden im Magen. Das ist abhängig von Konsistenz, Temperatur und Zusammensetzung der Nahrung sowie von der psychischen Verfassung. Besonders lange bleiben fett- und ballaststoffreiche Speisen im Magen.

Der Magen hat nur eine begrenzte Aufgabe bei der Verdauung der Nahrungsinhaltsstoffe. Diese betrifft insbesondere die Proteine und in geringerem Maße die Fette. Der Nahrungsbrei verlässt den Magen schubweise über den Magenpförtner, dem Schließmuskel des Magens, in den Dünndarm, wo er durch die alkalischen Verdauungssäfte der Gallenblase und der Bauchspeicheldrüse (Pankreas) neutralisiert wird. Voraussetzung für den Weitertransport ist allerdings, dass die einzelnen Nahrungspartikel höchstens zwei Millimeter groß sind. Daher ist auch das gründliche Kauen der Speisen so wichtig.

> **!** Der Magen ist wie der gesamte obere Gastrointestinaltrakt nur selten von Morbus Crohn betroffen.

Der Dünndarm

Der Dünndarm ist ein langer „Schlauch" von drei bis vier Metern und wird in drei Abschnitte unterteilt: Zwölffingerdarm (Duodenum), Leerdarm (Jejunum) und Krummdarm (Ileum). In den Zwölffingerdarm münden die Bauchspeicheldrüse und die Gallenblase.

Die Verdauung erfolgt mithilfe der Verdauungsflüssigkeiten aus Galle und Bauchspeicheldrüse. Der Gallensaft wird in der Leber produziert, in der Gallenblase gespeichert und weist einen pH-Wert von 6,2 bis 8,5 auf. Er wird täglich in einer Menge von etwa einem Liter gebildet und in den Zwölffingerdarm abgegeben. Der Gallensaft bewirkt eine feine Verteilung der Fette, wodurch eine größere Angriffsfläche für die Lipasen geschaffen

> **!** Der letzte Abschnitt des Krummdarms ist der häufigste Ort, an dem Morbus Crohn entsteht.

wird. Auch die Bauchspeicheldrüse (Pankreas) mündet in den Zwölffingerdarm und produziert täglich etwa einen Liter Pankreassaft (pH-Wert: 7,4 bis 8,5). Dieser neutralisiert den sauren Magensaft und enthält wichtige Verdauungsenzyme für die Aufspaltung von Kohlenhydraten, Fetten und Eiweißen.

Nachdem Gallen- und Pankreassaft dem Nahrungsbrei hinzugesetzt wurden, folgt als Letztes der „Darmsaft". Davon werden täglich drei Liter hergestellt (pH-Wert: 6,5 bis 8). Er wird in verschiedenen Zellen der Dünn- und Dickdarmschleimhaut produziert und enthält Schleimstoffe und Verdauungsenzyme.

Der in Falten gelegte Dünndarm besitzt millimeterhohe Darmzotten (Villi), auf denen Mikrovilli („Bürstensaum") aufgesetzt sind, die die Oberfläche auf 180 Quadratmeter vergrößern, damit die zahlreichen Mikro- und Makronährstoffe leichter resorbiert werden können.

Der Dickdarm

Im etwa 1,5 Meter langen Dickdarm werden keine Verdauungssäfte mehr zugesetzt. Wasser und Mineralstoffe werden stattdessen dem Speisebrei entzogen, dafür werden Schleimstoffe abgegeben, damit die unverdaulichen Speisereste in Form von Fäzes (Stuhl) leichter aus dem Darm transportiert werden können. Die Darmbewegung hilft dabei und wird durch faserreiche Nahrung unterstützt.

Zahlreiche Darmbakterien sind im Dickdarm angesiedelt, denen die Pflanzenfasern als Substrat dienen und die eine Vermehrung von Krankheitserregern hemmen. Es entstehen die bakteriellen Abbauprodukte Gas und flüchtige niedermolekulare Säuren, die der Körper teilweise als Energie nutzen kann. Über den After erfolgt schließlich die Entleerung des Darms.

Die Darmflora

Viele Faktoren spielen eine Rolle bei der Entstehung der chronisch-entzündlichen Darmerkrankungen. Eine große Bedeutung haben die Bakterien, die unseren Darm als sogenannte Darmflora besiedeln. Der Magen-Darm-Trakt ist von einer unvorstellbar großen Anzahl von Mikroorganismen besiedelt. Die meisten davon, rund 100 Billionen, sind Bakterien, die mit anderen Kleinstlebewesen die Darmflora bilden. Die höchste Konzentration findet sich im Dickdarm. Diese Darmflora ist jedoch nicht etwa schädlich, sondern außerordentlich wichtig und gesundheitsförderlich.

Die größte Oberfläche des menschlichen Organismus ist nicht etwa die Haut, sondern die Oberfläche des Magen-Darm-Traktes, die mit rund 200 Quadratmetern ungefähr so groß ist wie ein Tennisfeld. Sofort nach der Geburt werden alle Körperoberflächen des Neugeborenen, natürlich auch der Magen-Darm-Trakt, mit Bakterien und anderen Kleinstlebewesen besiedelt. Die Bakterien bilden dort eine Lebensgemeinschaft, innerhalb derer sich die verschiedenen Arten im Gleichgewicht befinden. Krankmachende Bakterien können dieses Gleichgewicht stören, gesundheitsförderliche Bakterien tragen dazu bei, es zu erhalten.

Die Darmflora ist wichtig für die Ernährung des Dickdarms, denn sie lebt von Ballaststoffen, die wir nicht verdauen können. Die Mikroorganismen aber können Ballaststoffe verwerten, und als Stoffwechselendprodukt fallen unter anderem kurzkettige Fettsäuren an, die die Darmschleimhaut als Substrat nutzen kann.

Bei der Entstehung von Morbus Crohn und Colitis ulcerosa spielt auch das Immunsystem eine wichtige Rolle. Die stärksten entzündlichen Veränderungen finden sich bei Morbus Crohn und Colitis ulcerosa an Orten mit hoher Konzentration krankmachender Keime. Dabei scheint die natürliche Toleranz des Darmimmunsystems gegenüber den normalen Darmmikroorganismen

! Die Darmflora ist wichtig für eine gute Abwehrsituation des Körpers und sie ist ein wichtiger Bestandteil des Immunsystems.

verloren gegangen zu sein. Überschießende Immunreaktionen, die sich unter anderem auch gegen das eigene Darmgewebe richten, sind die Folge. Verschiedene Studien kommen zum Ergebnis, dass Veränderungen der Darmflora an der Entstehung der Erkrankungen beteiligt sind. Die chronisch-entzündlichen Darmerkrankungen betreffen hauptsächlich den Dickdarm. Hier ist die höchste Bakterienkonzentration, denn der Stuhl besteht zu rund 50 Prozent aus Bakterien.

Morbus Crohn und Colitis ulcerosa im Überblick

Morbus Crohn und Colitis ulcerosa sind die häufigsten chronisch-entzündlichen Darmerkrankungen. Sie treten meist in der Jugend oder dem frühen Erwachsenenalter (20. bis 40. Lebensjahr) auf. Sie sind nicht heilbar, und es gibt Mischformen beider Erkrankungen.

Mögliche Ursachen für die Entstehung von Morbus Crohn und Colitis ulcerosa
- Genetische Prädisposition (familiäre Häufung)
- Ernährungsfaktoren (westliche Ernährungsweise)
- Umwelteinflüsse
- Autoimmune Reaktionen
- Infektion durch Bakterien oder Viren
- Noxen (z. B. Nikotin)
- Psychische Faktoren

Chronisch-entzündliche Darmerkrankungen werden weltweit beobachtet. Sowohl Morbus Crohn als auch Colitis ulcerosa werden in den vergangenen Jahren zunehmend diagnostiziert.

Die Häufigkeitsrate für Morbus Crohn und Colitis ulcerosa ist in Nordeuropa deutlich höher als in Südeuropa. Ein ähnliches Nord-Süd-Gefälle findet sich auch in Amerika, wo die Erkrankungen in den nordamerikanischen Gebieten (beispielsweise den USA) häufiger sind als in südamerikanischen. Da die Ernährungsweise ebenfalls ein Nord-Süd-Gefälle aufweist, gab und gibt es immer Überlegungen dazu, inwieweit die Ernährung für die Entstehung von chronisch-entzündlichen Darmerkrankungen verantwortlich ist. Es bleibt aber festzustellen, dass bisher Ernährungsfaktoren in der Auslösung der Erkrankungen Morbus Crohn und Colitis ulcerosa nicht wissenschaftlich eindeutig gesichert sind. Das Nord-Süd-Gefälle lässt vermuten, dass ein verminderter Verzehr von Ballaststoffen und eine vermehrte Aufnahme von Zucker sowie Fetten (insbesondere gehärtetes sowie erhitztes Fett) an der Krankheitsentstehung ursächlich beteiligt sein könnten. Tatsächlich konnte beim Morbus Crohn, nicht hingegen bei

> **!** Insbesondere die Häufigkeit von Morbus Crohn nimmt insgesamt zu.

Morbus Crohn und Colitis ulcerosa – das sind die Unterschiede

COLTITIS ULCEROSA	MORBUS CROHN
Kontinuierliche Entzündung	Diskontinuierliche Entzündung („skip lesions")
Nur Dickdarmbefall, breitet sich in Richtung Dünndarm aus	Gesamter Gastrointestinaltrakt befallen (besonders terminales Ileum, Kolon)
Entzündung der oberflächlichen Schleimhaut	Entzündung aller Schleimhautschichten
Fisteln untypisch	Fisteln typisch
Leitsymptom: blutige Diarrhö	Leitsymptom: Schmerzen im rechten Unterbauch, nichtblutige Diarrhö
Abszedierung selten	Abszedierung häufig
Darmverengung selten	Darmverengung häufig
Aphten (kleine, entzündete Bereiche im Mund) untypisch	Aphten häufig (auch in der Mundschleimhaut)

der Colitis ulcerosa, ein gesteigerter Verzehr von Zucker nachgewiesen werden, während sich nur in einem Teil der Studien eine erniedrigte Aufnahme von Ballaststoffen zeigte. Eine krankheitsverschlimmernde Bedeutung ist jedoch nicht belegt.

Diskutiert werden außerdem die krankheitsauslösende Rolle von Transfettsäuren und von Bäckerhefe sowie ein erhöhtes Erkrankungsrisiko von Personen, die als Babys nicht gestillt wurden. Bei Patienten mit Colitis ulcerosa gibt es weit weniger Hinweise auf einen Zusammenhang zwischen Ernährung und Auslösung der Erkrankung.

Es wird diskutiert, ob CED auch allergisch bedingt sind. Ausschlussdiäten (siehe Seite 28) und die kohlenhydratarme Lutz-Diät haben bei einigen CED-Patienten Erfolge. Die bisher erhobenen wissenschaftlichen Daten erlauben keine pauschale Empfehlung hinsichtlich dieser „Außenseiter-Diätkostformen". Auch könnten CED auf einen Mikroorganismus zurückzuführen sein.

Morbus Crohn – was ist das?

Der Name Morbus Crohn geht auf Dr. Burrill Bernard Crohn zurück, der das Krankheitsbild zum ersten Mal 1932 beschrieb. Morbus Crohn ist eine chronisch-entzündliche Erkrankung, die alle Abschnitte des Verdauungstraktes von der Mundhöhle bis zum After befallen kann. Am häufigsten ist der Abschnitt zwischen Dünn- und Dickdarm betroffen. Die Erkrankung kann auch an zwei nicht zusammenhängenden Stellen auftreten. Es können alle Schichten der Darmwand betroffen sein.

Der Krankheitsverlauf vollzieht sich in Schüben, wobei man von einer akuten Phase und einer Remissionsphase (vorübergehendes Zurückgehen von Krankheitserscheinungen) spricht.

Gehäuft erkranken Menschen zwischen 20 und 30 Jahren und um das 60. Lebensjahr. Morbus Crohn findet man vermehrt familiär, Männer und Frauen sind gleich häufig betroffen. In Deutschland liegt die Zahl der Betroffen laut Schätzungen bei 300.000.

> **!** Jährlich gibt es zwei bis vier Neuerkrankungen pro 100.000 Einwohner.

Ursachen für Morbus Crohn

Ab etwa 1960 gab es einen starken Anstieg der vorher selten auftretenden Morbus-Crohn-Krankheit. Da sich nach dem Zweiten Weltkrieg die Ernährungsweise änderte, nimmt man an, dass diese zusammen mit einer genetischen Veranlagung ein Grund für die Erkrankung sein könnte.

Faktoren, die zur Entstehung des Morbus Crohn führen können
- Autoimmunprozesse
- Rauchen
- Genetische Prädisposition (familiäre Häufung)
- Übermäßige Hygiene
- Fehlernährung
- Veränderungen der Darmflora

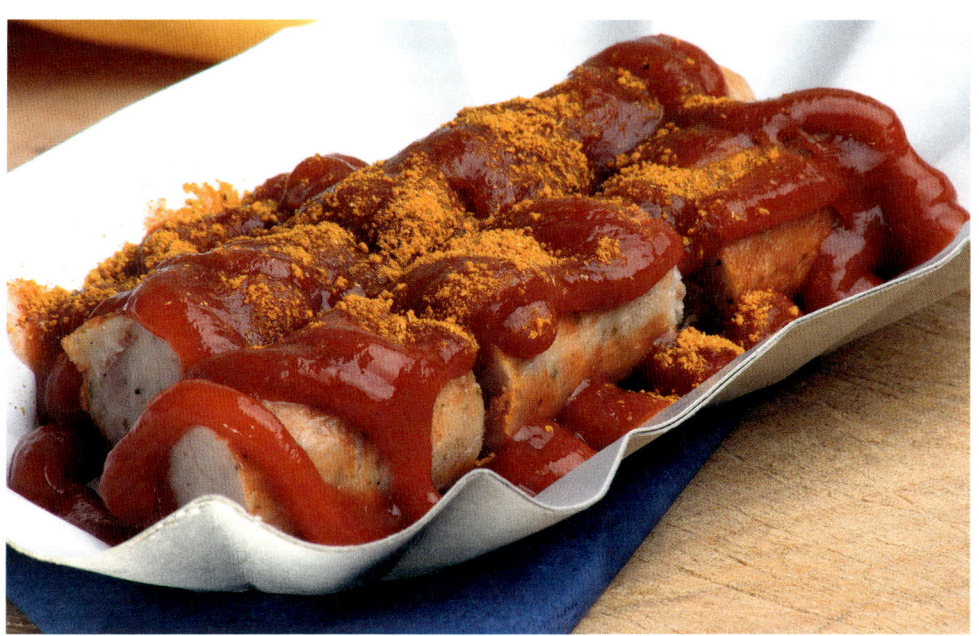

Fehlernährung kann die Entstehung von Morbus Crohn begünstigen.

Symptome bei Morbus Crohn

Symptome sind immer wiederkehrende Durchfälle, häufig einhergehend mit Bauchschmerzen, Fieber und Gewichtsverlust. Im weiteren Krankheitsverlauf kommt es oft zu Fisteln, Abszessen oder einem Darmverschluss. Letzteres kommt durch die Narbenbildung oder eine entzündliche Schwellung zustande; in diesen Fällen hilft eine Operation. Weitere Komplikationen sind schwere Darmblutungen, Darmdurchbruch und Konglomerattumoren (Verkleben von entzündeten Darmschlingen).

Morbus-Crohn-Patienten leiden oft an einer Mangelernährung, die durch Appetitlosigkeit, einseitige Ernährung, Nahrungsmittelunverträglichkeiten, Erbrechen, Darmfisteln, verkleinerte Resorptionsfläche, starke Besiedlung des Dünndarms durch Bakterien, Verlust an Gallensäure und Medikamente entstehen kann. Sie leiden auch häufig unter einem Fettstuhl, das heißt, Fett kann nicht richtig resorbiert werden und wird mit dem Stuhl ausgeschieden. Ein Mangel an fettlöslichen Vitaminen kann auftreten. Abhilfe kann die Aufnahme der leichter verdaulichen MCT-Fette schaffen. Häufig leiden Morbus-Crohn-Erkrankte an einem Vitamin-B_{12}-, Folsäure- und Zinkmangel.

> **!**
> Durch eine Mangelernährung bei Kindern und Jugendlichen kann es zu einem verringerten Wachstum sowie zu einer später eintretenden Pubertät kommen.

Symptome bei Morbus Crohn und deren Häufigkeit

SYMPTOME	HÄUFIGKEIT
Bauchschmerzen	90 %
Durchfälle	90 %
Gewichtsabnahme	60–75 %
Fieber	33–70 %
Abszesse und Fisteln	15 %
Subileus (Störung der Darmpassage)	20–35 %

Mithilfe von Darmspiegelung, Röntgen, Ultraschall und Laboruntersuchungen (von Blut, Stuhl und Urin) wird die Diagnose erstellt. Durch Endoskopie und Biopsie werden Lokalisation und Schweregrad der Erkrankung festgestellt.

Therapie bei Morbus Crohn
Als Therapie gibt es die Möglichkeiten der parenteralen Ernährung (Infusionen) oder der Formeldiät. Bei bis zu 70 Prozent der Erkrankten erfolgt dadurch eine Besserung. Außerdem kann Morbus Crohn mit entzündungshemmenden Medikamenten, beispielsweise mit Kortikosteroiden, behandelt werden, um die Entzündungen zu lindern und die Remissionsphase zu verlängern. Leider treten bei langer Anwendungsdauer Nebenwirkungen auf wie die Gefahr einer Osteoporose. Deswegen sollten Steroide nur im akuten Schub eingenommen werden. Morbus Crohn ist nicht heilbar, die Rezidivrate ist hoch, das heißt, die Krankheit kehrt immer wieder. Es lassen sich aber die Remissionsphasen verlängern.

> Morbus Crohn ist nicht heilbar – die Krankheit kehrt immer wieder.

Colitis ulcerosa – was ist das?

Colitis ulcerosa (Colon = Dickdarm, -itis = Entzündung, ulcus = Geschwür) ist eine in Schüben verlaufende chronische Entzündung, die im Gegensatz zu Morbus Crohn nur den Dickdarm betrifft. Die Schleimhaut ist granuliert (körnig zusammengeschrumpft), und punktförmige Blutungen sowie Geschwürbildungen sind zu erkennen. Entweder ist der ganze Dickdarm betroffen oder nur einzelne Stellen. Der Mastdarm (Rektum) ist immer mit einbezogen, von dort breitet sich die Krankheit aus. Es ist lediglich die oberste Schicht der Schleimhaut befallen.

Man unterscheidet zwei Formen der Colitis: Die fulminante Colitis ist durch sehr häufige Durchfälle, Dehydratation und Fieber gekennzeichnet. Es kann zu einem Kolondurchbruch (Perforation) und zu einer Lähmung des Dickdarms kommen. Eine tie-

> **!**
> Jedes Jahr gibt es etwa 40 bis 80 Neuerkrankte pro 100.000 Einwohner.

fe Geschwürbildung ist charakteristisch. Hier hilft eine operative Entnahme des Dickdarms. Bei der chronisch-rezidivierenden Colitis, die weiter verbreitet ist, bewirken Medikamente, dass Entzündungen an der Dickdarmwand größtenteils verheilen. Nach symptomlosen Zeitabschnitten kann diese Form wiederkehren.

Colitis ulcerosa kann in jedem Alter erscheinen, meistens tritt sie aber zwischen dem 20. und 40. Lebensjahr auf. Die Häufigkeit beträgt etwa 40 bis 80 Erkrankte pro 100.000 Einwohner.

Ursachen für Colitis ulcerosa

Wie bei Morbus Crohn ist die genaue Ursache unklar. Es gibt einige Faktoren, die möglicherweise in Betracht kommen.

> **Faktoren, die zur Entstehung des Colitis Ulcerosa führen können**
> - Genetische Prädisposition (familiäre Häufung)
> - Autoimmunreaktion
> - Viren oder Bakterien
> - Veränderung der Darmflora
> - Ernährung: Colitis ulcerosa tritt dort, wo viele Ballaststoffe gegessen werden, seltener auf. Vor allem die wasserlöslichen Nahrungsfasern sowie die resistente Stärke werden von den Dickdarmbakterien zu kurzkettigen Fettsäuren abgebaut, die den Zellwänden Energie liefern.
> - Säuglinge, die nicht gestillt wurden und Kuhmilch bekamen, haben ein erhöhtes Risiko, später an Colitis ulcerosa zu erkranken. Wahrscheinlich hat eine frühe Gabe von Kuhmilch eine Veränderung der Darmflora und die Bildung von Antikörpern gegen die Milchproteine und Bakterienantigene hervorgerufen.

Symptome bei Colitis ulcerosa

Es kommt zu schleimig-blutigen Durchfällen und schmerzhaftem, häufigem Stuhlgang. Durch den Verlust von Blut, Wasser und Mineralstoffen können je nach Schweregrad Dehydratation (Austrocknung), Gewichtsabnahme, Anämie und Fieber auftreten. Besonders bei Kalzium, Magnesium, Eisen, Zink, Vitamin B_{12} und Folsäure kann ein Mangel entstehen.

Zur Diagnosestellung lässt sich mit einem Kolonkontrasteinlauf der Dickdarm beim Röntgen erkennen. Außerdem können anhand einer Darmspiegelung Schleimhautproben entnommen und untersucht werden. Ebenso sind Ultraschall- sowie Stuhluntersuchungen üblich. Letzteres dient dem Ausschluss von Darmentzündungen, die durch Erreger hervorgerufen werden.

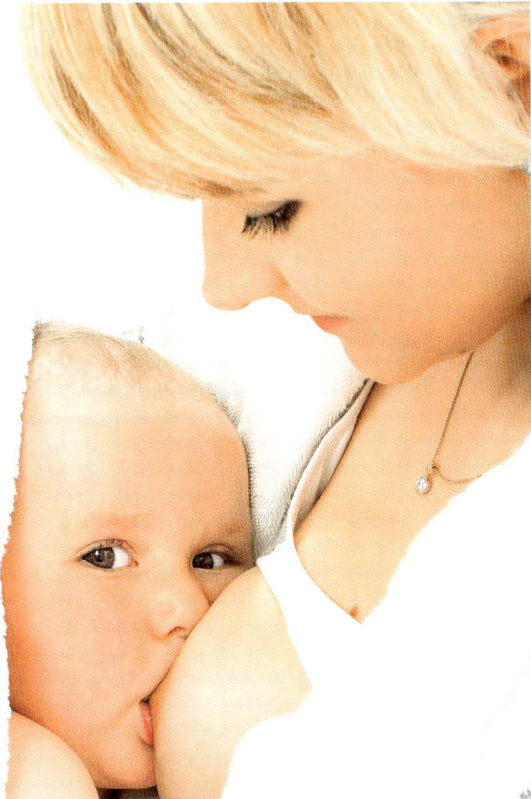

Für Säuglinge, die gestillt wurden, besteht später ein geringeres Risiko, an Colitis ulcerosa zu erkranken.

Therapie bei Colitis ulcerosa
Zur Behandlung der Colitis ulcerosa können entzündungshemmende Medikamente verschrieben werden. In schweren Fällen kann eine Operation mit Entfernung des Dickdarms nötig sein, wobei anschließend ein künstlicher Darmausgang angelegt wird. Durch die chronischen Entzündungen des Morbus Crohn können alle Prozesse der Verdauung und der Aufnahme der Nahrungsinhaltsstoffe beeinflusst werden. Aus diesem Grund ist eine Ernährungstherapie bei jedem Crohn-Patienten erforderlich.

In der Ernährungstherapie muss zwischen symptomfreiem Intervall und akutem Entzündungsschub unterschieden werden. Im Entzündungsschub ist die Ernährung ein Therapiebaustein, der insbesondere zur mechanischen Entlastung des Magen-Darm-Traktes führen soll. Die Ernährung außerhalb des entzündlichen Schubes sollte bedarfsgerecht sein und Speisen sowie Zubereitungen ausschließen, die Unverträglichkeiten hervorrufen.

Die Führung eines Gewichts- und Stuhlprotokolls sowie eines Ernährungstagebuches hat sich hier als sinnvoll erwiesen. Bei Darmverengungen ist eine ballaststoffarme Kost notwendig, ansonsten sollte die Kost ballaststoffreich sein.

Bei Menschen, die unter den chronisch-entzündlichen Darmerkrankungen Morbus Crohn oder Colitis ulcerosa leiden, werden Ernährungseinflüsse für die Entstehung, den Ernährungs- und Allgemeinzustand, die Behandlung und das Auftreten von Nahrungsmittelunverträglichkeiten als bedeutsam angesehen.

Der Stellenwert der Ernährung mit Trink-, Sonden- und Zusatznahrungen wird im Gesamttherapiekonzept bei Morbus Crohn und Colitis ulcerosa bisweilen nicht gebührend beachtet. Der erwiesene Nutzen der sogenannten enteralen Ernährungstherapie liegt in der raschen Besserung der klinischen Beschwerden und der Verbesserung des Ernährungszustandes.

> **!**
> CED führen häufig zu Ernährungsstörungen, deren Ausgleich den Verlauf der Erkrankungen günstig beeinflussen kann.

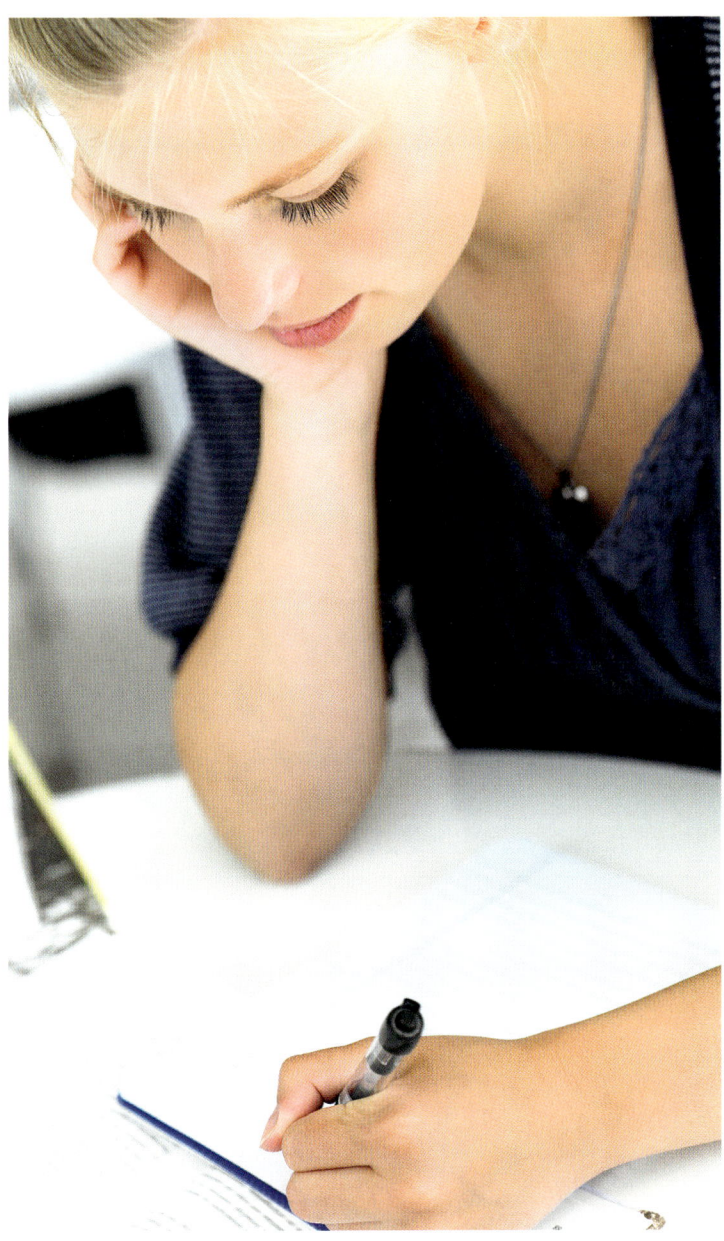

Die Führung eines Gewichts- und Stuhlprotokolls sowie eines Ernährungstagebuches sind Bestandteil der Ernährungstherapie.

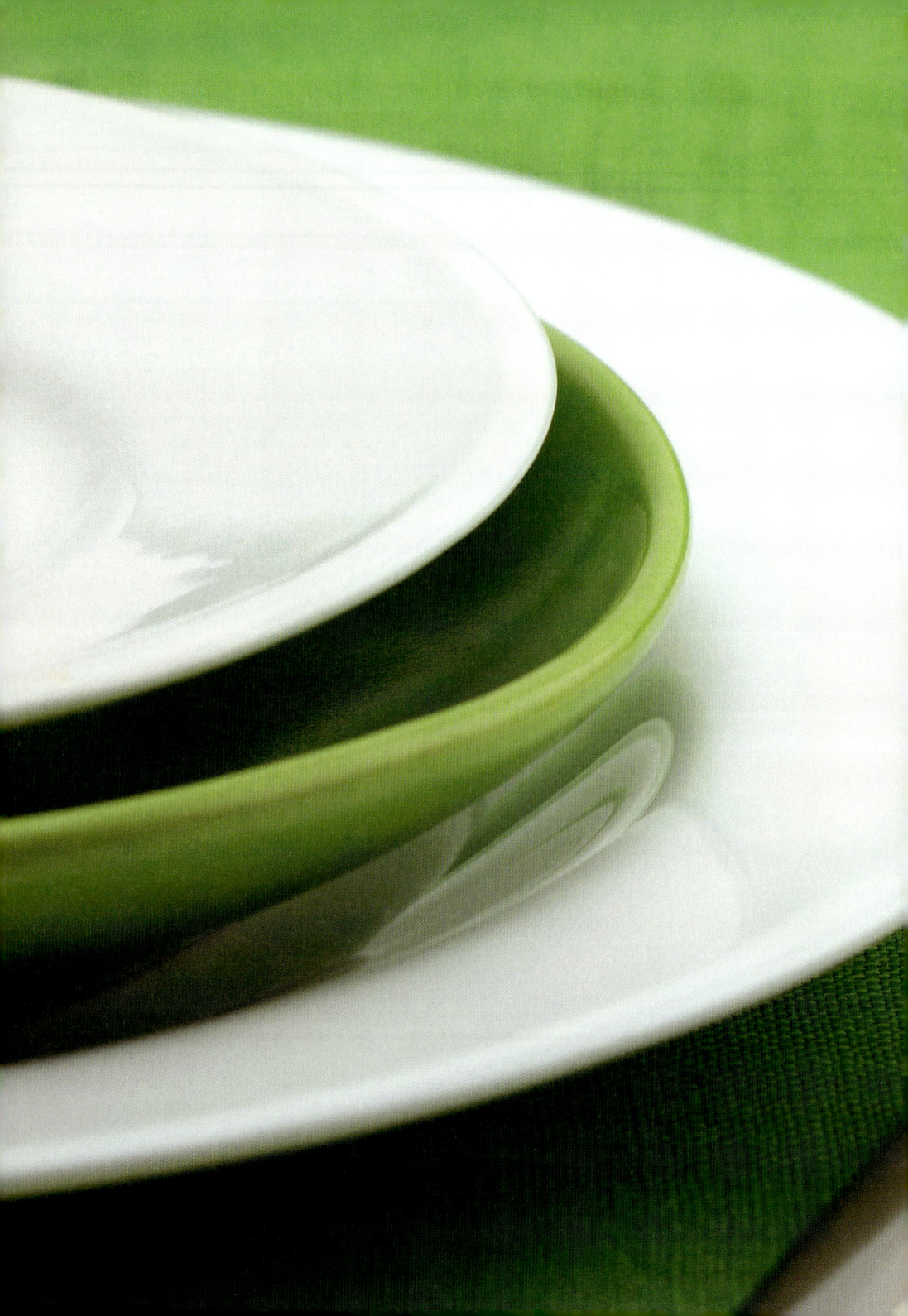

DIE ERNÄHRUNG UMSTELLEN – ABER WIE?

Gleich vorweg: Es gibt keine allgemeingültige, die Symptomfreiheit gewährleistende Crohn- oder Colitis-Diät. Die richtige Ernährungsweise kann aber die symptomfreien Intervalle verlängern. Zudem kann erreicht werden, dass der Ernährungszustand verbessert wird – und das ist extrem wichtig.

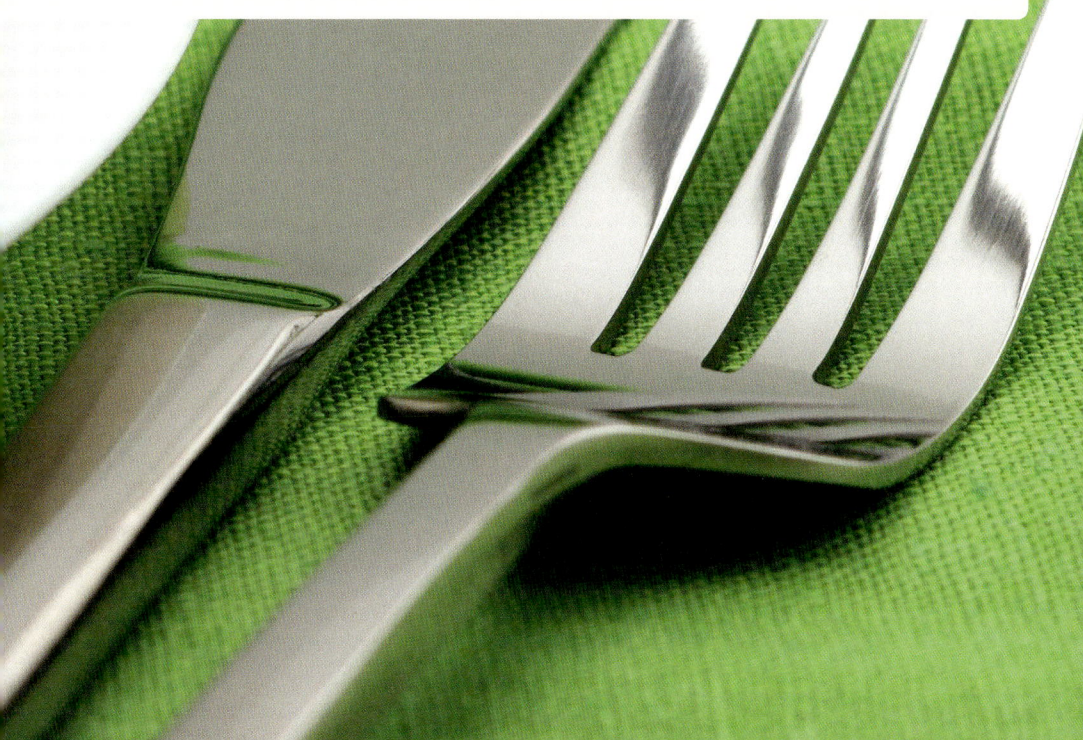

Richtig essen und trinken – was ist jetzt besonders wichtig?

Da man davon ausgeht, dass ein gesteigerter Konsum von Zucker und eine geringe Aufnahme von ballaststoffreichen Lebensmitteln die Entstehung von Morbus Crohn fördern kann, wurde der Wert einer zuckerarmen, ballaststoffreichen Diät untersucht. Eine Studie ergab, dass kein Unterschied zwischen dieser Ernährungsweise und einer üblichen gesunden Ernährung besteht. Im symptomfreien Intervall hat sich vielmehr eine ausgewogene, vitamin- und mineralstoffreiche, eiweißreiche Ernährung bewährt.

Nahrungsmittelunverträglichkeiten

In der Therapie chronisch-entzündlicher Darmerkrankungen wird immer wieder über die Zufuhr oder ein Weglassen von Lebensmitteln diskutiert, die bei der Entstehung und Therapie bedeutsam sein könnten. Besondere Bedeutung hat eine vom Addenbrookes-Hospital in Cambridge propagierte Form der Eliminationsdiät (Ausschlussdiät). Nahrungsmittel, die am häufigsten zur Unverträglichkeit führten, waren Getreide (insbesondere Weizen, Roggen und Hafer), Hefe, Milch, Eier, Kartoffeln, Kaffee, Tee, Pilze, Schokolade und Zwiebeln.

Nachzuweisen, welche Nahrungsmittel zur Unverträglichkeit führen, ist aber sehr schwierig. Regelmäßig erhält der Patient in Absprache mit Diätassistenten einzelne Lebensmittel zum Speiseplan zugeführt. Bleibt er darunter beschwerdefrei, kann dieses Lebensmittel dauerhaft gegessen werden. Beschwerdeauslösende Lebensmittel müssen strikt gemieden werden. Die ersten sieben getesteten Lebensmittel sind: Huhn, Reis, Karotten, Birne, Sojamargarine, Sojamilch und Kartoffeln. Zusätzlich wird enterale Ernährung verabreicht. Die erheblichen Probleme bei der Durchführung dieser Therapieform zeigen, dass die Patienten hoch mo-

!

Die Grundidee der Eliminationsdiät ist es, Nahrungsmittel zu meiden, die nicht vertragen werden.

tiviert sein müssen, da Lebensmittel mehrfach ausgetestet werden und die Austestung langwierig und kompliziert ist.

Lebensmittel, die am häufigsten Beschwerden verursachen

LEBENSMITTEL	HÄUFIGKEIT
Weizen	69 %
Milch und Milchprodukte	48 %
Hefe	31 %
Mais	24 %
Bananen, Tomaten, Wein und Eier	14 %

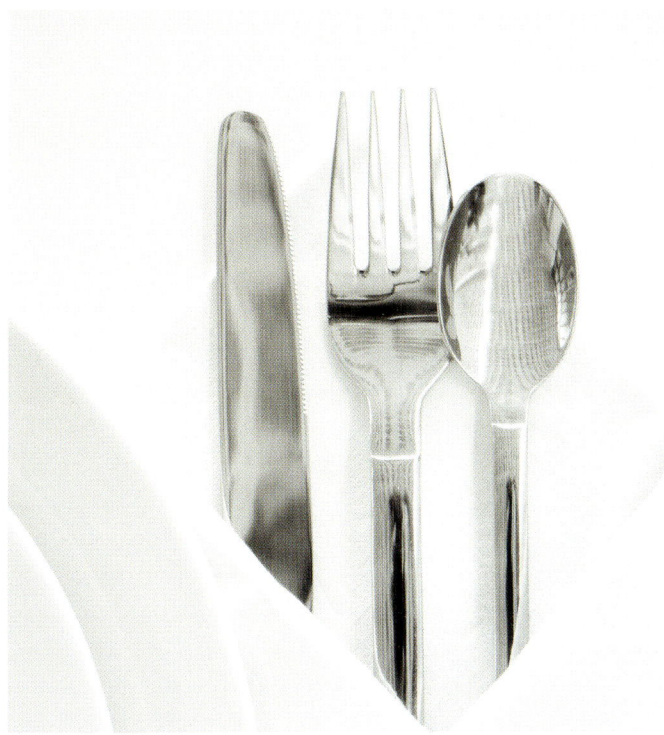

Die richtige Ernährungsweise kann die symptomfreien Intervalle bei Morbus Crohn und Colitis ulcerosa verlängern.

Bei Morbus Crohn und Colitis ulcerosa handelt es sich nach dem heutigen Kenntnisstand aber nicht um Nahrungsmittelallergien. Es besteht jedoch der Verdacht, dass bestimmte – individuell unterschiedliche – Nahrungsmittelzusatzstoffe und Nahrungsmittel eine mit auslösende Rolle spielen. Dazu sind weitere Untersuchungen und Studien notwendig.

Die Lutz-Diät
Die Lutz-Diät ist eine Sonderform der Eliminationsdiäten. Einzelne Patienten berichten über eine Wirksamkeit, beweisende Studienergebnisse fehlen allerdings. Der österreichische Mediziner Lutz vertritt seit Jahren die Ansicht, dass eine Vielzahl von Erkrankungen – auch chronisch-entzündliche Darmerkrankungen – Folge einer zu großen Aufnahme von Kohlenhydraten sind. Er empfiehlt daher eine kohlenhydratarme Kost, die nach Berechnungseinheiten (BE) berechnet wird. Die Autoren haben keine guten Erfahrungen mit der Lutz-Diät gemacht, lehnen sie aber nicht ab, sofern sie eine bedarfsgerechte Ernährungsweise gewährleistet und Mangelerscheinungen ausbleiben.

Allergieauslöser Milcheiweiß oder Milchzucker
Ein Meiden von Milcheiweiß führt im akuten Entzündungsschub bei einem Viertel der Patienten mit Colitis ulcerosa und einem Drittel der Patienten mit Morbus Crohn zur Verringerung der Durchfälle. Im symptomfreien Intervall können diese Lebensmittel wieder in den Speiseplan einfließen, wenn keine Milchzuckerunverträglichkeit (Laktoseintoleranz) und/oder Milcheiweißallergie besteht.

Zu einer Milchzuckerunverträglichkeit kommt es insbesondere bei Morbus Crohn, da das milchzuckerspaltende Enzym Laktase in der Dünndarmschleimhaut gebildet wird. Eine entzündete Schleimhaut bildet weniger Laktase. Das führt dazu, dass Milchzucker nicht gespalten und aufgenommen werden kann und unverdaut in den Dickdarm gelangt. Hier führt er zu Durchfall, Bauchschmerzen und Blähungen.

Der Arzt stellt eine Milchzuckerverträglichkeit mit einem Laktosebelastungstest (Laktose = Milchzucker) oder einem Laktose-H_2-Atemtest fest. Die Therapie besteht in der Substitution des Enzyms Laktase und der Meidung von laktosereichen Lebensmitteln und Getränken. Oftmals liegt die Unverträglichkeit nur im Schub vor, im symptomfreien Intervall wird Milchzucker vertragen. Gut vertragen werden in der Regel Joghurt und andere ge-

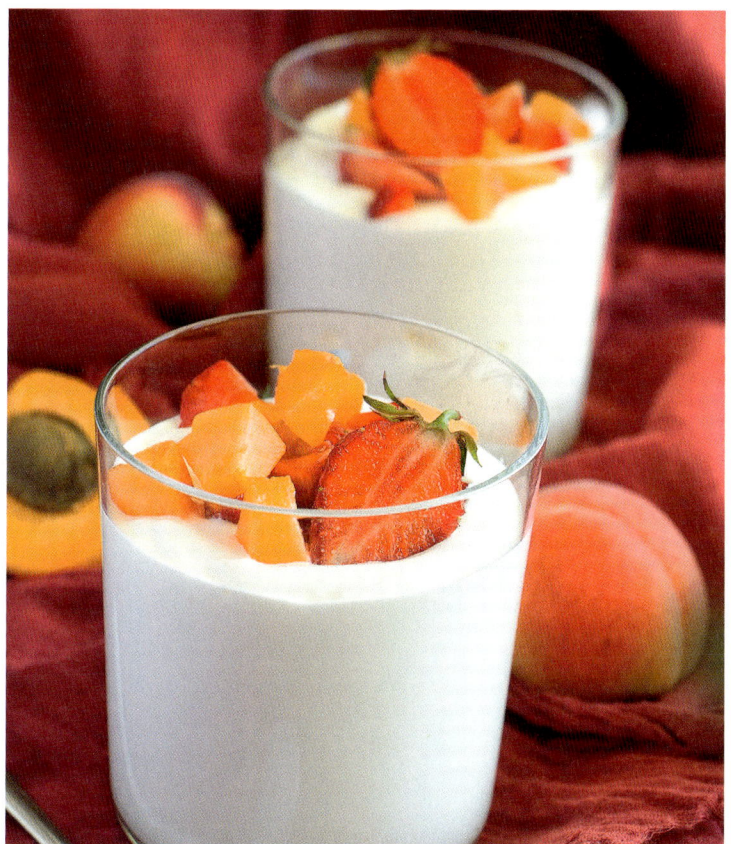

Joghurt und andere gesäuerte Milchprodukte werden in der Regel gut vertragen.

> **!** Joghurt und andere gesäuerte Milchprodukte werden oft gut vertragen.

säuerte Milchprodukte, da die enthaltene bakterielle Laktase bei der Verdauung des Milchzuckers hilft. Das trifft insbesondere auf probiotische Milchprodukte zu.

Laktosegehalt von Milch und Milcherzeugnissen

LEBENSMITTEL	LAKTOSE [in g/100 g]
Butter	0,6–0,7
Buttermilch	3,5–4,0
Crème fraîche	2,0–3,6
Desserts (Fertigprodukte: Creme, Pudding, Milchreis, Grießbrei)	3,3–6,3
Eiscreme (Milch-, Frucht-, Joghurteis)	5,1–6,9
Frischkäsezubereitungen 10–70 % Fett i. Tr.	2,0–3,8
Fruchtdickmilch	3,2–4,4
Hart-, Schnitt-, Weichkäse (alle Sorten)	laktosefrei
Hüttenkäse 20 % Fett i. Tr.	2,6
Joghurt	3,7–5,6
Kaffeesahne 10–15 % Fett	3,8–4,0
Kefir	3,5–6,0
Kondensmilch 4–10 % Fett	9,3–12,5
Milch (Frischmilch, H-Milch)	4,8–5,0
Milchmixgetränke (Schoko, Mokka, Vanille, Erdbeere, Banane, Nuss)	4,4–5,4
Milchpulver	38,0–51,5
Molke, Molkegetränke	2,0–5,2
Sahne, Rahm (süß, sauer)	2,8–3,6
Schmelzkäse 10–70 % Fett i. Tr.	2,8–6,3
Speisequark 10–70 % Fett i. Tr.	2,0–3,8

Allergieauslöser Lebensmittelzusatzstoffe

Der aus Algen gewonnene Lebensmittelzusatzstoff Carrageen (E 407) ist ein Stabilisator, der beispielsweise bei Fertigkakao die Kakaoteilchen in Schwebe hält, sodass sie nicht zu Boden sinken. Im Tierversuch hat man Veränderungen an der Schleimhaut festgestellt, beim Menschen konnte dies bisher nicht bestätigt werden. Aufgrund der Beobachtung beim Tier sollten Patienten mit chronisch-entzündlichen Darmerkrankungen diesen Zusatzstoff, der auch in Biskuits, Desserts, Pudding, Eiskreme, Sahnespray oder Salatsoßen enthalten sein kann, besser meiden. Enterale Ernährung, die Carrageen enthält, trägt den Hinweis, dass sie bei CED nicht geeignet ist.

! Carrageen ist auf der Zutatenliste von Lebensmitteln oft als E 407 angegeben.

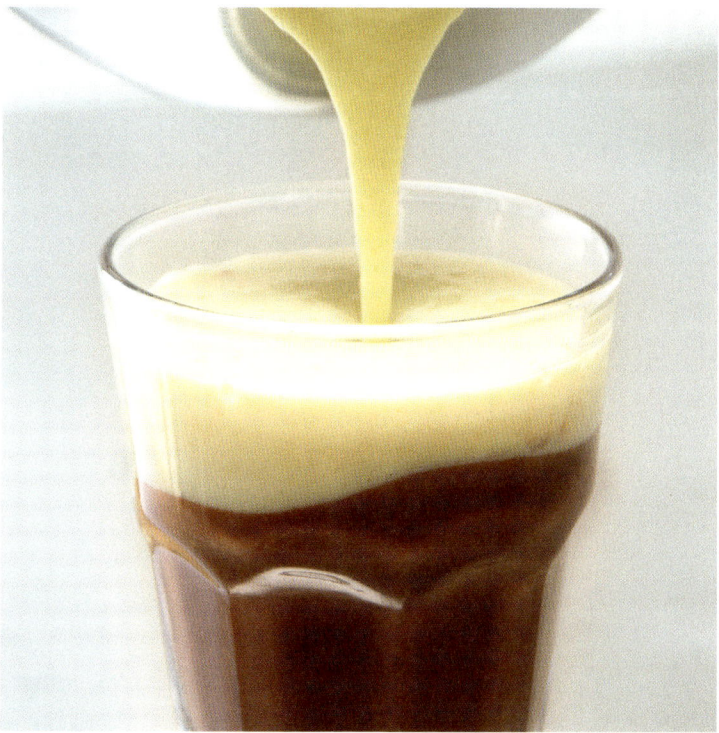

Speisen, die den Lebensmittelzusatzstoff Carrageen enthalten, sollten bei CED gemieden werden.

Problem Mangelernährung

Patienten mit chronisch-entzündlichen Darmerkrankungen leiden oft unter Mangelernährung und sind häufig untergewichtig. Das trifft sowohl für Patienten im akuten entzündlichen Schub als auch im symptomfreien Intervall zu. Um eine Mangelernährung und/oder ein Untergewicht behandeln zu können, ist die Einnahme von eiweißreicher Trink- oder Zusatznahrung sinnvoll. Die Kosten werden bei CED-Patienten von den Krankenkassen übernommen. Die Zeichen der Mangelernährung und Untergewicht sind nach Einleitung einer künstlichen, enteralen oder parenteralen Ernährung meist rasch in den Griff zu bekommen.

> **!** Morbus-Crohn-Patienten sind häufiger von Mangelernährung und Untergewicht betroffen als Patienten mit Colitis ulcerosa.

Bei Mangelernährung und/oder Untergewicht ist die Einnahme von eiweißreicher Trink- oder Zusatznahrung sinnvoll.

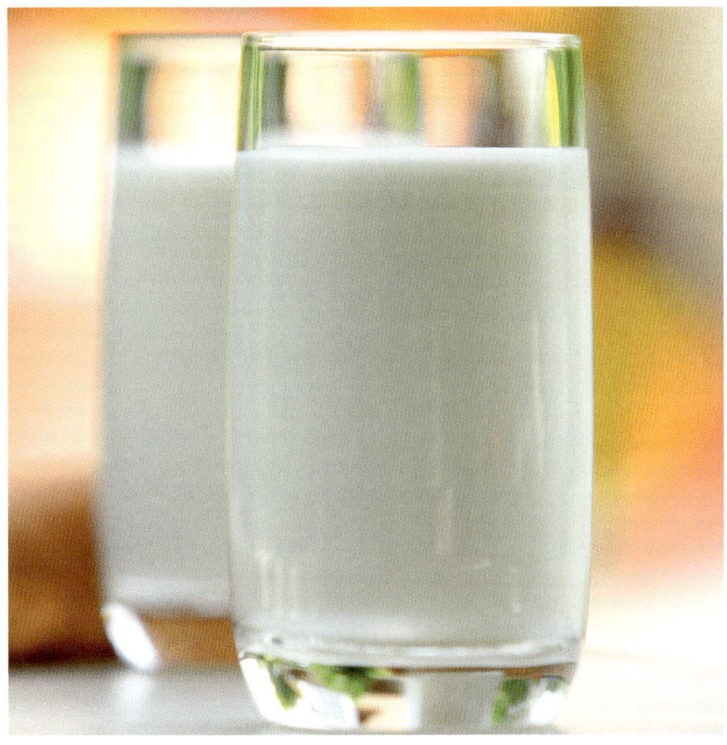

Ernährungsdefizite bei Morbus Crohn und Colitis ulcerosa

ERNÄHRUNGSDEFIZITE	PROZENTSATZ DER MORBUS-CROHN-BETROFFENEN	PROZENTSATZ DER COLITIS-ULCEROSA-BETROFFENEN
Anämien (Blutarmut)	60–80 %	60 %
Eisenmangel	35–50 %	80 %
Eiweißmangel	55–75 %	
Eiweißverlust über den Magen-Darm-Trakt	65–80 %	
Folsäuremangel	50–65 %	30–40 %
Gewichtsverlust	65–75 %	20–60 %
Kaliummangel	5–20 %	
Kalziummangel	10–20 %	
Magnesiummangel	14–35 %	
Niedriger Albuminspiegel	25–80 %	25–50 %
Vitamin-B_{12}-Mangel	5–45 %	5 %
Vitamin-C-Mangel	10–30 %	
Vitamin-D-Mangel	60–80 %	35 %
Vitamin-K-Mangel	10–25 %	
Zinkmangel	40–55 %	

Durch den Lokalisationsort und die Art der Entzündung bedingt kommt es bei Colitis ulcerosa häufig zu einem Eisenmangel. Zur Bekämpfung der Eisenmangelanämie ist Eisen in Tablettenform geeignet. Kupfer hat eine wichtige Rolle im Eisenstoffwechsel und oftmals sind Eisenmangelanämien durch einen gleichzeitig vorliegenden und nicht behandelten Kupfermangel nicht therapierbar. Zur Verbesserung der Eisenresorption dienen Vitamin C und Fruchtsäuren. Daher ist es sinnvoll, Eisentabletten mit Fruchtsaft, beispielsweise Apfelsaft, einzunehmen. Da Gerbsäure

! Bei Colitis-ulcerosa-Patienten kommt es häufiger zu einem Eisenmangel.

> **!** Zink- und Eisenpräparate sollten nicht zusammen eingenommen werden.

die Eisenaufnahme hemmt, sollten Eisentabletten nicht mit schwarzem Tee eingenommen werden. Zink- und Eisenpräparate sollten ebenfalls nicht zusammen eingenommen werden, da sie sich gegenseitig in der Resorption vermindern.

Mangelernährung verlangsamt die Wund- und Fistelheilung und führt zu weiteren Blut- und Eiweißverlusten. Ein Mangel an Folsäure, Niacin und insbesondere Zink kann Durchfälle begünstigen und Entzündungen fördern.

Schwer therapierbare Durchfälle können auch auf einen Zinkmangel zurückzuführen sein. Lang anhaltende Durchfälle wiederum begünstigen die Entstehung eines Zinkmangels. Daher ist CED-Patienten, die über längere Zeit an Durchfällen leiden, die Einnahme von Zinkpräparaten anzuraten. Gut sind die organischen Zinkverbinden Zinkglukonat, Zinkorotat und besonders Zinkhistidin. Diese Verbindung zeichnet sich durch eine hervorragende Resorptionsfähigkeit und gleichzeitig durch den antientzündlichen Effekt von Histidin aus.

> Zur Verbesserung der Eisenresorption dienen Vitamin C und Fruchtsäuren.

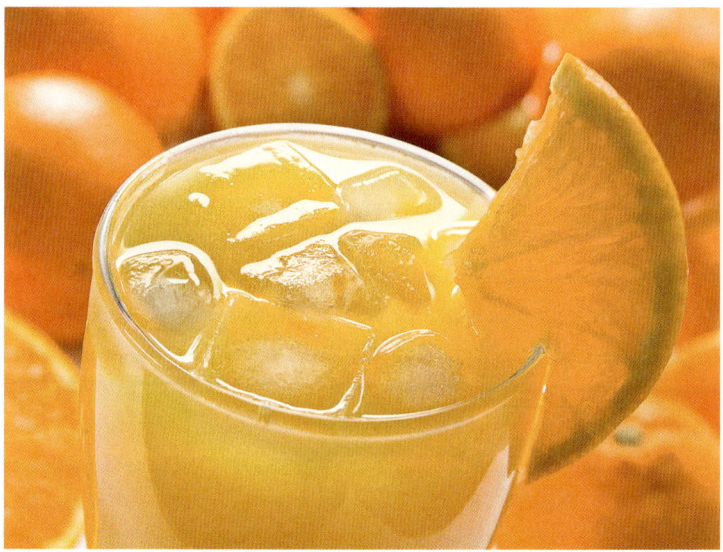

Nähr- und Wirkstoffe, die jetzt wichtig sind

Nahrungsinhaltsstoffe, die Energie liefern, werden als Nährstoffe bezeichnet. Solche, die Wirkungen im Organismus haben, aber keine Energie liefern, nennt man Wirkstoffe. Daneben gibt es noch sekundäre Pflanzenstoffe, Ballaststoffe, Wasser und Alkohol. Zu den Nährstoffen gehören Kohlenhydrate, Eiweiße und Fette. Vitamine und Mineralstoffe sind Wirkstoffe. Es gibt wasser- und fettlösliche Vitamine. Entsprechend ihrem Vorkommen im Körper und dem täglichen Bedarf werden Mengen- und Spurenelemente unterschieden.

Der Energiegehalt der Nahrung wird in Kilokalorien (kcal) oder Kilojoule (kJ) gemessen. Eine Kilokalorie entspricht 4,2 Kilojoule. Patienten mit chronisch-entzündlichen Darmerkrankungen haben einen erhöhten Energiebedarf, der zwischen 35 und 45 Kilokalorien pro Körperkilogramm liegt (Beispiel: Das Gewicht beträgt 75 Kilogramm, das heißt: 75 x 40 = 3000 Kilokalorien).

> **!** Patienten mit Morbus Crohn oder Colitis ulcerosa haben einen erhöhten Energiebedarf.

Energiegehalt von Nährstoffen und von Alkohol

NÄHRSTOFFE	ENERGIEGEHALT
1 g Eiweiß	4 kcal/17,2 kJ
1 g Fett	9 kcal/38,9 kJ
1 g Kohlenhydrate	4 kcal/17,2 kJ
1 g Alkohol	7 kcal/29,4 kJ

Kohlenhydrate – die schnellen Energielieferanten

Nach den Empfehlungen der Deutschen Gesellschaft für Ernährung (DGE) sollten mehr als 50 Prozent der Gesamtenergiezufuhr aus Kohlenhydraten geliefert werden, wobei diese zum größten

Teil aus komplexeren Kohlenhydraten bestehen sollen. Das sind beispielsweise Getreide, Kartoffeln und Gemüse. Daneben gibt es noch rasch verfügbare Kohlenhydrate wie Trauben-, Frucht-, Haushalts-, Malz- oder Milchzucker.

Kohlenhydrate dienen dem Körper als schneller Energielieferant, beispielsweise für Gehirnzellen, der Versorgung des Nervensystems und der Muskulatur. Aus überschüssigen Kohlenhydraten können Triglyzeride aufgebaut und gespeichert werden.

> **!** Die Kohlenhydratzufuhr dient der direkten energetischen Versorgung des Körpers.

Kohlenhydratreiche und -arme Lebensmittel
Kohlenhydratreich: Zucker und Zuckerhaltiges, Getreideprodukte, Obst, Gemüse, Kartoffeln und Milch
Kohlenhydratarm: Butter, Margarine, Öl, Fisch, Fleisch, Wurst, Geflügel, Eier und Alkoholika

Der Kohlenhydratbedarf von Menschen, die unter chronisch-entzündlichen Darmerkrankungen leiden, ist nicht erhöht. Nur wenn man zunehmen möchte, sollte der Kohlenhydratgehalt der Nahrung erhöht werden.

Der erhöhte Zuckerkonsum bei CED könnte möglicherweise darauf zurückzuführen sein, dass die Betroffenen damit versuchen, dem Gewichtsverlust entgegenzuwirken. Bei CED stellt sich immer wieder die Frage, welchen Faktor Zucker in der Entstehung der Erkrankungen hat. Ob die Erkrankungen durch Zucker gefördert werden oder ob CED-Patienten zum Ausgleich des Energiemangels häufig darauf zurückgreifen, ist letztlich nicht geklärt. Eine zuckerreiche Ernährungsweise erscheint aber insgesamt wenig gesundheitsförderlich und sollte daher nicht nur von CED-Patienten gemieden werden.

Ballaststoffe sind gesund

Neben den verwertbaren Kohlenhydraten gibt es die Gruppe der nicht verwertbaren Kohlenhydrate, die Ballaststoffe. Ballaststoffhaltige Lebensmittel sind beispielsweise Getreide und daraus hergestellte Produkte wie Vollkornbrot sowie Gemüse und Obst. Pro Tag sollten mit der Nahrung mindestens 30 Gramm Ballaststoffe aufgenommen werden, denn sie sorgen für eine gesunde Darmtätigkeit und ein gutes Sättigungsgefühl. Hinzu kommt, dass sie bei der Senkung des Blutcholesterinspiegels hilfreich sein können.

Außerhalb des entzündlichen Schubes haben sich insbesondere wasserlösliche Ballaststoffe in der Therapie von chronisch-entzündlichen Darmerkrankungen bewährt, insbesondere ihre den Stuhl andickende Wirkung ist wichtig. Ballaststoffe haben auch eine Bedeutung als Substrat für die Probiotika (siehe Seite 47).

Achtung: Kommt es durch eine chronisch-entzündliche Darmerkrankung zur Ausbildung von Stenosen (Engstellen im Darm), sollten ballaststoffreiche, faserige Lebensmittel gemieden werden. Stenosen sind insbesondere bei Morbus Crohn häufig.

> **!** Ballaststoffe kommen ausschließlich in pflanzlichen Lebensmitteln vor.

Ballaststoffreiche und -freie Lebensmittel
Ballaststoffreich: Getreideprodukte (Vollkornbrot, Müsli), Obst, Gemüse und Salate, Hülsenfrüchte und Ballaststoffkonzentrate wie Leinsamen, Haferkleie oder Plantago-ovata-Samenschalen
Ballaststofffrei: Fleisch, Wurst, Eier, Milch, Fisch, Zucker, Öl, Butter und Margarine

Eiweiße haben vielerlei Funktionen

Die DGE empfiehlt für den gesunden Erwachsenen eine tägliche Zufuhr von 0,8 Gramm Eiweiß pro Kilogramm Körpergewicht, das entspricht einem Anteil von zehn bis zwölf Prozent der Gesamtenergiezufuhr. Menschen mit chronisch-entzündlichen

> **!** Menschen mit Morbus Crohn oder Colitis ulcerosa haben einen erhöhten Eiweißbedarf.

Darmerkrankungen haben einen erhöhten Eiweißbedarf und benötigen pro Körperkilogramm zwischen 1,0 und 1,2 Gramm davon (64 Kilogramm = 64 bis 76,8 Gramm). Der Eiweißbedarf im akuten Entzündungsschub liegt zwischen 1,2 und 1,5 Gramm pro Körperkilogramm.

Ein Beispiel: Ein 30-jähriger Mann mit 75 Kilogramm Körpergewicht hat einen empfohlenen täglichen Eiweißbedarf von 60 Gramm Eiweiß. Ist er an einer CED erkrankt, sind es 75 bis 90 Gramm Eiweiß pro Tag.

> **Eiweißreiche und -arme Lebensmittel**
> Eiweißreich: Fleisch, Wurstwaren, Fisch, Milch- und Milchprodukte, Eier, Hülsenfrüchte und Sojaprodukte
> Eiweißarm: Butter und Margarine, Öl, Zucker, Obst, Gemüse, Kartoffeln, Hülsenfrüchte, Getränke und Alkoholika

Eiweiß dient dem Körper als Baustoff. Bei einem Eiweißmangel stehen dem Körper nicht mehr ausreichend Baustoffe zur Verfügung, und der Organismus ist nicht mehr in der Lage, die körpereigenen Eiweißverbindungen aufzubauen. Es kommt zu zahlreichen Stoffwechselstörungen, beispielsweise einer Schwächung des Immunsystems. Bei Colitis ulcerosa liegt häufig eine Milcheiweißallergie vor, während Patienten mit Morbus Crohn – insbesondere im akuten Entzündungsschub – oftmals unter einer Milchzuckerunverträglichkeit leiden.

Fette können Probleme machen

Nahrungsfette sind wichtige Energielieferanten für unseren Organismus. Sie liefern dem Körper mehr als doppelt so viel Energie wie Eiweiße und Kohlenhydrate. Fette bestehen hauptsächlich aus Fettsäuren. Bei den Fettsäuren unterscheidet man zwischen gesättigten Fettsäuren, Transfettsäuren sowie einfach und mehrfach ungesättigten Fettsäuren (inklusive Omega-3-Fettsäuren und Omega-6-Fettsäuren).

Mit der Nahrung sollten höchstens 30 Prozent der Gesamtenergiemenge in Form von Fetten überwiegend pflanzlichen Ursprungs zugeführt werden. Die DGE-Empfehlung lautet, davon zehn Prozent aus gesättigten, sieben bis zehn Prozent aus mehrfach ungesättigten und zehn bis 13 Prozent der Gesamtfettmenge aus einfach ungesättigten Fettsäuren zuzuführen. Pro Körperkilogramm sollte ein Gramm Fett mit der Nahrung aufgenommen werden.

Patienten mit chronisch-entzündlichen Darmerkrankungen haben generell keinen erhöhten Fettbedarf. Möchte ein Patient zunehmen, sollten 1,25 bis 1,5 Gramm Fett pro Körperkilogramm zugeführt werden.

Einfach ungesättigte Fettsäuren sind beispielsweise in Oliven- oder Rapsöl, mehrfach ungesättigte Fettsäuren in Maiskeimöl oder Distelöl, gesättigte Fettsäuren hauptsächlich in tierischen Fetten wie in Fleisch, Milch und Milchprodukten, aber auch in pflanzlichen Fetten wie Kokosfett enthalten. Transfettsäuren kommen in gehärteten Fetten oder stark erhitzten Fetten vor. Reich an Omega-3-Fettsäuren sind Fettfische. Reich an Omega-6-Fettsäuren sind bestimmte Pflanzen, Samen und Pflanzenöle.

> **!** Morbus-Crohn- oder Colitis-ulcerosa-Betroffene haben keinen erhöhten Fettbedarf.

Fettreiche und -arme Lebensmittel
Fettreich: Butter, Margarine, Öl, Fleisch, Wurst, Käse, Sahne, Eier Nüsse und Samen
Fettarm: Obst, Gemüse, Getreideprodukte, Zucker, Seefisch, Hülsenfrüchte und Kartoffeln

Neben ihrer Funktion als Energielieferant sind Fette Träger der fettlöslichen Vitamine sowie von Geschmacks- und Aromastoffen.

> **!** Viele CED-Patienten vertragen Fett relativ schlecht, sind jedoch auf die Energie aus den Fetten angewiesen. Hier bieten sich MCT-Fett an.

Bei chronisch-entzündlichen Darmerkrankungen kann es zu einer Fettverwertungsstörung kommen. In diesem Falle kommt es zu sogenannten Fettstühlen, die durch eine Reduktion von herkömmlichem Nahrungsfett und die ersatzweise Gabe von MCT-Fetten behandelt werden. Mittelkettige Triglyzeride-Fette (MCT-Fette) sind leicht resorbierbar, sie kommen praktisch in Nahrungsmitteln nicht vor. Die diätetische Lebensmittelindustrie bietet MCT-Spezialprodukte an. Es gibt unter anderem Margarine, Öl, Schmelzkäse, Putencreme und Schokocreme mit MCT-Fetten. Wichtig ist, dass diese Fette nicht zum Hocherhitzen geeignet sind. Die Produkte sind über den Versandhandel oder im Reformhaus erhältlich.

Omega-3-Fettsäuren bekämpfen die Entzündung

> **!** Scheinbar fördern Omega-3-Fettsäuren als zusätzlicher Therapiebaustein den Rückgang der Krankheitssymptome.

In Fischöl vorkommende Omega-3-Fettsäuren sind antientzündlich wirksam. Mittels Omega-3-Fettsäuren konnte bei Colitis-Patienten eine 53-prozentige Reduktion der Krankheitsaktivität erzielt werden. Auch die Anzahl der Rückfälle ließ sich dadurch verringern. Leider gibt es auch Studien, die nicht zu einem positiven Ergebnis für Omega-3-Fettsäuren kommen. Daher wird die Einnahme von Omega-3-Fettsäuren nicht grundsätzlich empfohlen. Aus diätetischer Sicht ist es jedoch empfehlenswert, es auf einen Versuch mit Omega-3-Fettsäuren (0,5 bis ein Gramm Fischöl täglich) ankommen zu lassen. Die Dosis kann dann auf 3,5 Gramm pro Tag gesteigert werden, was der durch Studien empfohlenen Menge entspricht. Das gilt sowohl für Morbus Crohn als auch Colitis ulcerosa.

Eine Reihe von klinischen Untersuchungen ergab, dass die Gesamtsituation bei Morbus Crohn und Colitis ulcerosa durch Omega-3-Fettsäuren verbessert wird, die Medikamentendosis konnte deutlich reduziert werden. Nach den bisher vorliegenden Studien kann eine Therapie mit Omega-3-Fettsäuren zusätzlich und nicht ausschließlich empfohlen werden.

Die Wirkung von Omega-3-Fettsäuren – das zeigten mehrere Studien – ist vielfältig und umfasst
- eine deutliche Besserung der Erkrankung,
- eine Verbesserung der Gesamtsymptomatik,
- eine Gewichtszunahme,
- die Reduktion der Entzündungsparameter,
- einen sinkenden Medikamentenbedarf,
- eine beschleunigte Remission und
- weniger Rückfälle.

Planen Sie wöchentlich zwei bis drei Fischmahlzeiten ein.

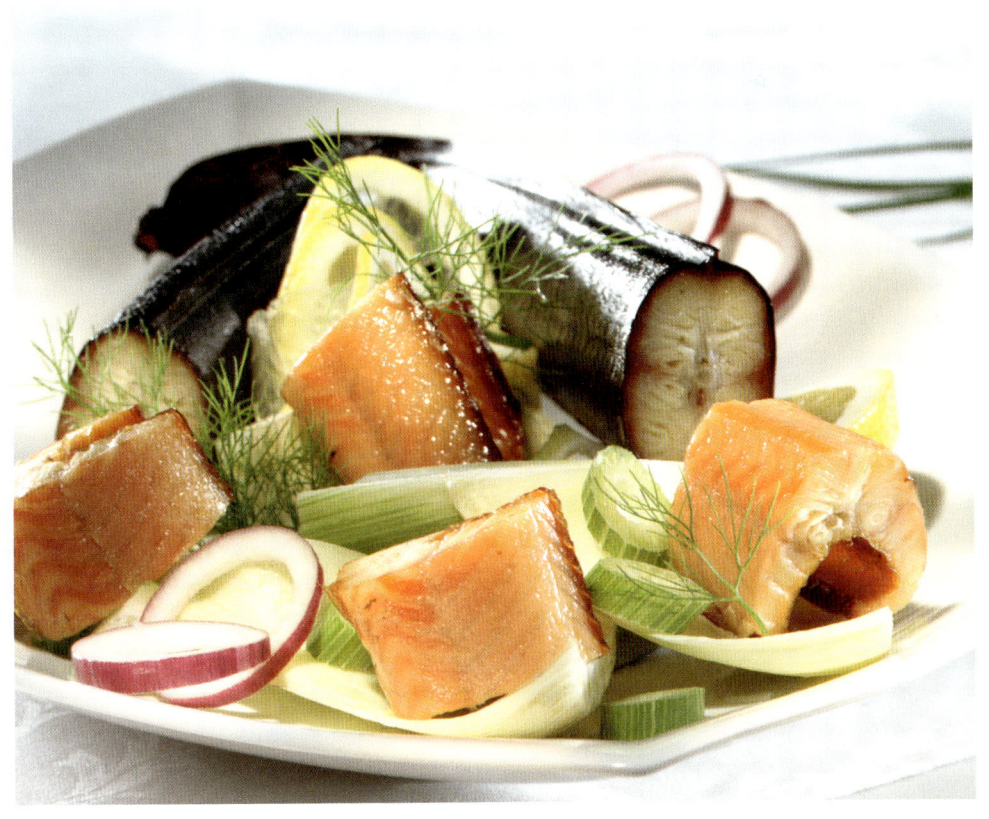

Allein durch den Verzehr von Fisch können nicht ausreichend Omega-3-Fettsäuren aufgenommen werden, sodass es empfehlenswert ist, Arzneimittel auf Basis von Fischöl einzunehmen. Trotzdem ist der Konsum von Fisch für Patienten mit chronisch-entzündlichen Darmerkrankungen sinnvoll, da er reichlich gut verwertbares Eiweiß, Zink, Jod, Omega-3-Fettsäuren und weitere essenzielle Stoffe enthält. Planen Sie deshalb wöchentlich zwei bis drei Fischmahlzeiten ein.

Vitamine und Mineralstoffe

Um einem Vitamin- und Mineralstoffmangel vorzubeugen, sollten Patienten mit chronisch-entzündlichen Darmerkrankungen ein Multivitamin-Mineralstoff-Präparat einnehmen. Zudem kann die Substitution von einzelnen Vitaminen und/oder Mineralstoffen notwendig sein.

Bei Durchfällen ist die Zinkausscheidung deutlich erhöht, sodass Crohn- und Colitis-Patienten einen deutlich erhöhten Zinkbedarf haben. Zink sollte in einer organischen Form gegeben werden, da diese besser resorbiert werden können. Es bietet sich Zinkhistidin an. Die Zinkzufuhr über Tabletten sollte täglich zwischen 15 und 30 Milligramm liegen. Es ist sinnvoll, die Tabletten vor dem Schlafengehen und morgens nüchtern einzunehmen.

> **!** Zink ist entzündungshemmend, deshalb sollte es dauerhaft substituiert werden.

In Beerenfrüchten ist viel Vitamin C enthalten.

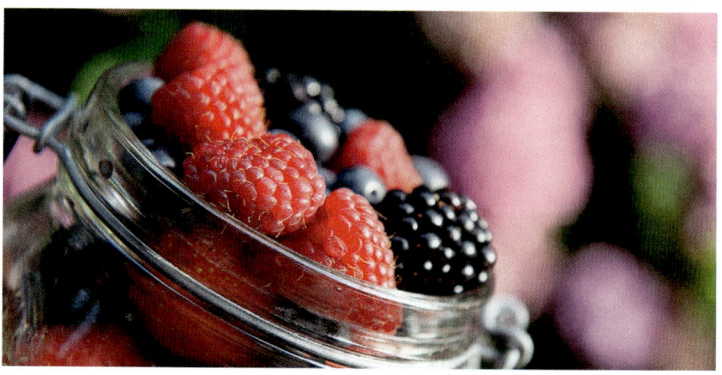

Vitamine und ihre wichtigsten Funktionen und Vorkommen

VITAMIN	WICHTIG FÜR	VORKOMMEN
Fettlösliche Vitamine		
Vitamin A	Wachstum, Haut, Sehvorgang	Karotten, Spinat, Grünkohl, Rinderleber, Eigelb, Butter, grüne Bohnen, Brokkoli
Vitamin D	Knochenaufbau	Fettfisch, Champignons, Kalbfleisch, Lebertran, Eigelb
Vitamin E	Radikalfänger, Abwehrsystem	Weizenkeime, Sojabohnen, Weizenkeim-, Maiskeimöl
Vitamin K	Blutgerinnung	Grüngemüse, Tomaten, Leber, Fleisch
Wasserlösliche Vitamine		
Vitamin B_1	Nervensystem, Steuerfunktion des Stoffwechsels	Vollkornprodukte, Leber, Hülsenfrüchte, Kartoffeln, Schweinefleisch, Scholle, Thunfisch
Vitamin B_2	Sauerstofftransport, Eiweißstoffwechsel, Haut	Milch und Milchprodukte, Fleisch, Vollkornprodukte, Seefische, Eier
Niacin	Stoffwechsel	Fleisch, Fisch, Getreide, Nüsse, Eier, Kartoffeln, Champignons, Karotten
Vitamin B_6	Eiweißstoffwechsel, Blutbildung	Fleisch, Fisch, Vollkornprodukte, Hülsenfrüchte, grüne Bohnen, Kartoffeln, Linsen, Weizenkeime, Sojabohnen
Folsäure	Zellbildung, Wundheilung, Blutgerinnung	Grüngemüse, Tomaten, Kohlarten, Spinat, Gurke, Milch und Milchprodukte, Vollkornprodukte, Kartoffeln, Leber, Fleisch
Pantothensäure	Stoffwechsel	Leber, Muskelfleisch, Fisch, Milch, Vollkornprodukte, Hülsenfrüchte
Biotin	Haut, Immunsystem	Leber, Eigelb, Sojabohnen, Nüsse, Haferflocken, Spinat, Champignons
Vitamin B_{12}	Blutbildung	Leber, Muskelfleisch, Fisch, Eier, Milch, Käse, Sauerkraut
Vitamin C	Abwehrkraft, Radikalfänger, Aufbau von Bindegewebe	Zitrusfrüchte, Erdbeere, Kiwi, schwarze Johannisbeeren, Paprika, Kartoffeln, Rosenkohl, Tomaten, Kohlrabi, Feldsalat, Kresse, Leber

Mineralstoffe und ihre wichtigsten Funktionen und Vorkommen

MINERALSTOFF	WICHTIG FÜR	VORKOMMEN
Mengenelemente		
Natrium	Regulation des Wasserhaushalts, Reizübertragung, Enzymaktivator	Kochsalz, Fertiggerichte, Geräuchertes, Gepökeltes, Wurst, Käse, Salz- und Matjesheringe, Salzgebäck, Mineralwässer
Kalium	Gegenspieler des Natriums bei der Reizübertragung, Enzymaktivator	Trockenobst, frisches Obst und Gemüse, Obst- und Gemüsesäfte, Kartoffeln, Hülsenfrüchte, Pistazien
Kalzium	Knochen, Zähne, Nerven- und Muskelfunktion, Blutgerinnung	Milch und Milchprodukte, grüne Gemüsesorten, Kohlgemüse, Porree, Nüsse, Beeren, Kiwi
Phosphor	Wichtigster Baustein im Körper, Energiestoffwechsel	Milch und Milchprodukte, Fleisch, Fisch, Cola, Schokolade
Magnesium	Enzymatische Reaktionen, Nerven- und Muskelfunktion	Vollkornprodukte, Nüsse, Hülsenfrüchte, grüne Gemüsesorten, Fisch, Milch und Milchprodukte
Spurenelemente		
Eisen *(Ein Mangel ist bei Colitis ulcerosa häufig.)*	Sauerstofftransport im Blut, Sauerstoffspeicher im Muskel	Fleisch, Linsen, Hafer, Leber, Eidotter, Spinat, Spargel, Salat, Pfifferlinge, Vollkornprodukte
Jod	Baustein der Schilddrüsenhormone	Seefisch, Schalentiere, jodiertes Speisesalz, Milch, Ei
Fluorid	Kariesprophylaxe, Knochenstabilität	Bestimmte Mineralwässer, fluoridiertes Speisesalz
Selen	Schutz vor Radikalen, Schilddrüsenstoffwechsel	Fisch, Fleisch, Nüsse, Vollkornmehle, Steinpilze
Zink *(Ein Mangel ist bei CED häufig, insbesondere bei Morbus Crohn.)*	Stoffwechsel, Insulinwirkung, Wundheilung, Geschmacksnerven	Rindfleisch, Innereien, Käse, Kakao, Austern, Weizenkeime, Kohlgemüse, Nüsse

Pro- und Präbiotika

Der Begriff „Probiotika" bedeutet: für das Leben oder das Leben fördernd. Probiotika sind Mikroorganismenstämme, die mit einem Nahrungsmittel verzehrt werden. Sie müssen gegenüber Magensäure, Verdauungsenzymen und Gallensalzen ausreichend widerstandsfähig sein, sodass sie im Darm nicht abgetötet werden und sich lebend, vor allem im Dickdarm, ansiedeln können.

Im Darm angekommen, bilden diese Bakterien spezielle Eiweißstrukturen aus, mit denen sie sich an die Darmschleimhaut anheften. Probiotische Mikroorganismen sind allerdings nicht in der Lage, dauerhaft im Darm zu verbleiben. Positive Wirkungen sind deshalb nur zu erwarten, wenn eine dauerhafte und regelmäßige, am besten tägliche Zufuhr über die Nahrung erfolgt. Bleibt diese aus, werden sie nach kurzer Zeit aus der Mikroflora des Darms verdrängt. Verschiedene Studien belegen, dass Probiotika einen positiven Einfluss auf die Gesundheit nehmen, indem sie die Zusammensetzung der Darmflora beeinflussen. Sie stabilisieren die immunologische Barriere des Darmes und fördern die Laktoseverdauung, indem sie verstärkt Milchzucker abbauen.

Ein spezieller gesundheitsförderlicher Bakterienstamm wurde vom Freiburger Hygieniker Alfred Nissle (1874 bis 1965) entdeckt: Escherichia-coli-Bakterien. Diese Bakterien haben die Fähigkeit, andere, krankmachende Mikroorganismen abzuwehren. Sie können sich an der Darmschleimhaut anheften und über längere Zeit ansiedeln. Sie schützen den Körper vor krankmachenden Eindringlingen und bilden die für die Ernährung der Darmschleimhautzellen und die Durchblutung der Darmwand so wichtige kurzkettige Karbonsäure. Nicht zuletzt haben diese Bakterien eine anregende Wirkung auf bestimmte Zellen des Immunsystems und machen dadurch abwehrstark.

Probiotika können in Form von Arzneimitteln zusätzlich zur medikamentösen Therapie eingenommen werden; Patienten, die die medikamentöse Therapie nicht vertragen, haben mit

> **!** Um eine positive Wirkung auf den Darm auszuüben, müssen Probiotika am besten täglich genommen werden.

> **!** Durch die Einnahme probiotischer Bakterien gibt es häufigere, längere beschwerdearme Intervalle.

Escherichia-coli-Bakterien eine Alternative in der Therapie. Die Behandlung ist bei Colitis ulcerosa und Morbus Crohn gut verträglich. Diese Probiotika sollten sowohl im akuten Entzündungsschub als auch im symptomfreien Intervall Therapiebestandteil sein.

Zu Probiotika ist aber grundsätzlich die Einnahme von Präbiotika notwendig. Diese dienen den probiotischen Keimen als Nahrung (Substrat). Einige Ballaststoffe dienen als Präbiotika. Dazu gehören auch die Ballaststoffe aus Plantago-ovata-Samenschalen.

Die Ernährung im akuten Entzündungsschub

> **!** Eine Ernährungstherapie ist sowohl im akuten Entzündungsschub als auch im symptomfreien Intervall notwendig.

Chronisch-entzündliche Darmerkrankungen sind gekennzeichnet von zwei verschiedenen Zuständen: akute Entzündungsschübe und symptomfreie Intervalle. Beide Zustände bedürfen der Ernährungstherapie. Der Wert der künstlichen Ernährung für die Verbesserung des Ernährungszustandes von CED-Betroffenen steht außer Zweifel. Die Ernährung im akuten Entzündungsschub erfolgt ganz oder teilweise parenteral über einen Venenkatheter oder oral über den Mund oder via Sonde durch die Nase mit Trink-/Sondennahrungen.

Die enterale Ernährung ist in ihrer Wirksamkeit der parenteralen Ernährung überlegen. Inzwischen stehen Spezialnahrungen für CED-Patienten zur Verfügung (Elemental 028 oder Modulen IBD). Bei Morbus Crohn lässt sich durch enterale Ernährung in 50 bis 90 Prozent ein Rückgang der Entzündung erzielen. Mit Glukokortikoiden liegt die Remissionsrate bei 79 Prozent. Sinnvoll ist es, eine künstliche Ernährung mit der Glukokortikoidtherapie zu kombinieren.

Am Anfang der Therapie sollte die Nahrung in jedem Falle frei von Ballaststoffen und reich an MCT-Fetten sein. Kommt es bei Morbus Crohn zur Ausbildung von Stenosen, ist immer eine ballaststofffreie bzw. arme Kost (keine faserigen Lebensmittel wie Sauerkraut, Zitrusfrüchte oder Müsli) angezeigt. Fisteln können eine totale Nahrungskarenz erfordern. Bei Symptombesserung und Absenkung der Entzündungsparameter erfolgt ein langsamer Kostaufbau.

Stufen des Kostaufbaus
1. Kohlenhydratphase (nahezu ballaststofffrei)
2. Kohlenhydrat-/Eiweißphase (nahezu ballaststoff- und fettfrei)
3. Erweiterte Kohlenhydrat-/Eiweißphase
4. Beginn mit Fetten (eventuell anfänglich MCT-Fette)
5. Leichte Vollkost ohne Zucker

Die Trinknahrung Elemental 028 wurde speziell für die Belange von CED-Patienten entwickelt. Sie schmeckt gut und ist ausschließlich zur ergänzenden Ernährung bei chronisch-entzündlichen Darmerkrankungen geeignet. Neben Elemental 028 wurde Modulen IBD (inflammatory bowle disease = chronisch-entzündliche Darmerkrankungen) speziell für Morbus-Crohn- und Colitis-ulcerosa-Patienten entwickelt. Beide Nahrungen werden im akuten Entzündungsschub und im symptomfreien Intervall eingesetzt. Aus Erfahrung der Autoren ist die Nahrung Modulen IBD für viele Patienten eine echte Rettung. Auch in der symptomfreien Phase hat sie ihren festen Platz.

> **!** Es gibt spezielle Trinknahrung für CED-Patienten.

Richtig trinken

Patienten mit chronisch-entzündlichen Darmerkrankungen müssen auf eine ausreichende Flüssigkeitszufuhr achten. Das trifft insbesondere zu, wenn sie unter Durchfall leiden.

Achtung: Im akuten Entzündungsschub sollte kein starker Kaffee oder Schwarztee getrunken werden. Auch Früchtetees sind aufgrund ihres Fruchtsäuregehaltes oftmals im Schub schwer verträglich.

Im symptomfreien Intervall können Kaffee und Schwarztee getrunken werden. Zitrusfruchtsäfte werden bei Morbus Crohn und Colitis ulcerosa prinzipiell schlecht vertragen. Daher sollten Patienten, die darunter leiden, grundsätzlich keine Zitrusfruchtsäfte trinken und auch keine Zitrusfrüchte essen.

Alkohol ist ein energiereicher Stoff, der im Übermaß aufgenommen krank macht. Die gesundheitlich positiven Effekte, die durch Alkoholika hervorgerufen werden, stehen weit hinter den Gefahren, sodass ein übermäßiger Alkoholkonsum nicht anzuraten ist. Ungefährlich sind zehn bis 15 Gramm Alkohol täglich, das entspricht etwa einem Glas Rotwein. Gefahren treten auf, wenn Männer täglich mehr als 60 Gramm und Frauen mehr als 40 Gramm Alkohol täglich, über einen längeren Zeitraum, konsumieren.

Im symptomfreien Intervall sollten Alkoholika nur nach Befragen des Arztes konsumiert werden, um Wechselwirkungen zwischen Alkohol und Medikamenten zu vermeiden.

! Gut verträglich sind stille Mineralwässer und grüner Tee, schlecht verträglich Zitrusfruchtsäfte.

! Alkoholika sollten im Entzündungsschub gemieden werden.

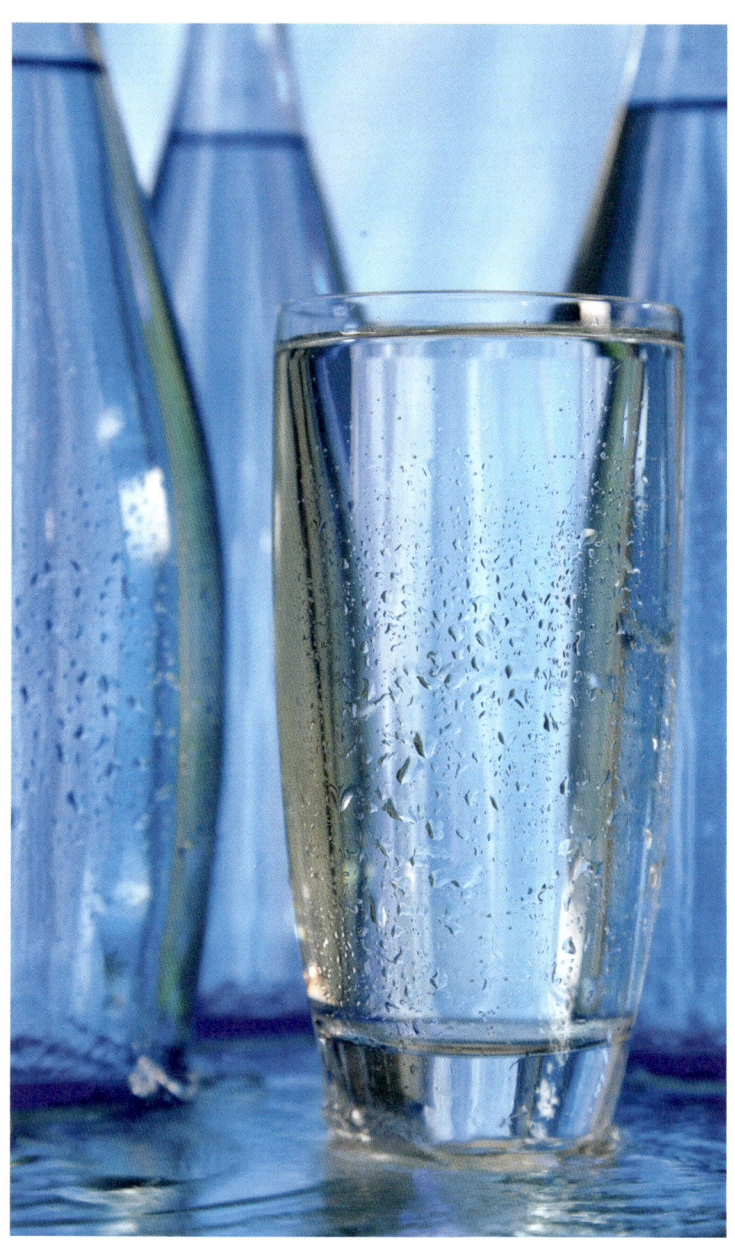

CED-Patienten müssen auf eine ausreichende Flüssigkeitszufuhr achten.

20 Tipps für das tägliche Leben

1   Um mehr Ballaststoffe aufzunehmen, probieren Sie einmal Gemüse und Kräuter (z. B. Tomatenscheiben mit Schnittlauchröllchen und frischem Basilikum) als ballaststoff- und kaliumreichen Brotbelag. Gemüse und Kräuter enthalten viele Vitamine und Mineralien, aber kaum Fett. Außerdem schmecken sie gut und machen satt. Sie eignen sich auch hervorragend als Ersatz für Butter oder Margarine. Legen Sie ein Salatblatt oder saftiges Gemüse anstatt Aufstrichfett unter den Wurst- oder Käsebelag.

2   Essen Sie pflanzliche Nahrungsmittel, denn nur Pflanzen liefern die darmgesunden Ballaststoffe. Die Mengen sind einfach einzuhalten. Essen Sie täglich mindestens 500 g Obst (z. B. 3 mittelgroße Äpfel und 1 Kiwi), 500 g Gemüse (z. B. 1 große Portion – halber Teller voll – Möhrengemüse, ein großer Tomatensalat – ein Teller voll), 200 g Kartoffeln oder Vollkornreis/-nudeln sowie 4 Scheiben Vollkornbrot.

3   Ein Joghurt – am besten mit lebenden Milchsäurebakterien (Probionten), aber wenig Fett und Zucker – eignet sich als ballaststoffreiche, aber vor allem leckere Zwischenmahlzeit, wenn Sie frisches Obst, eine Handvoll gehackte Nüsse sowie etwas Leinsamen und Milchzucker dazugeben. Damit die enthaltenen Ballaststoffe gut aufquellen können, ist es notwendig und wichtig, dass Sie ¼ Liter Flüssigkeit dazu trinken.

4   Probieren Sie zum Mittagessen ein vegetarisches, ballaststoffreiches Gericht. Eine Gemüseplatte aus Spinat mit wenig saurer Sahne oder Joghurt, jungen Mohrrüben mit reichlich frischem Dill, einer Grilltomate mit Knoblauchwürfelchen und Schnittlauchröllchen und gedünsteten Champignon-Schalottengemüse mit Petersilie. Dazu passt getoastetes Vollkornbrot oder ein Risotto aus Vollkornreis. Über so viele Ballaststoffe, Vitamine und Mineralstoffe, aber wenig Fett freut sich Ihr Magen-Darm-Trakt.

5   Essen Sie zwei- bis dreimal Fisch pro Woche. Nehmen Sie dazu Omega-3-Säure enthaltende Fischsorten, wie Thunfisch, Aal, Bückling, Lachs, Sardinen oder Makrele.

6   Versuchen Sie gekochte Roggen-, Weizen-, Dinkel- oder Hirsekörner als Beilage zum Mittag. Die Zubereitung ähnelt der von Reis. Die Garzeit beträgt rund 35 bis 45 Minuten. Mittlerweile sind auch aromatische, leckere Getreidemischungen im Reformhaus erhältlich. Vollkorngetreide ist eine Wohltat für den Darm und versorgt Sie mit den wichtigen Ballaststoffen.

7   Trinken Sie jeden Tag mindestens zwei, besser 2,5 Liter Flüssigkeit. Das sind z. B. 4 Tassen Früchtetee (500 ml), 2 Gläser Tomatensaft, 2 Gläser Kefir (400 ml), 1 Tasse grüner Tee (200 ml) und 1 Flasche Mineralwasser (700 ml). Ihr ganzer Körper wird es Ihnen danken. Im entzündlichen Schub sollten Sie auf Früchtetees, Kaffee, Schwarztee und Säfte von Zitrusfrüchten verzichten!

8   Hülsenfrüchte aß man früher regelmäßig. Heute leider nicht mehr. Dabei sind sie echte Ballaststoffbomben mit reichlich Vitaminen und Mineralstoffen. Außerdem sind sie nahezu fettfrei und kalorienarm. Also: Essen Sie regelmäßig leckere Hülsenfruchteintöpfe.

9   Ein Bäckermeister hat einmal zu Recht festgestellt, dass bei Weißbrot, Semmeln oder Graubrot nur der Belag schmeckt. Bei Vollkornbrot aber schmeckt das Brot. Machen Sie sich diesen geschmacklichen Vorteil zunutze und nutzen Sie gleichzeitig den hohen Ballaststoffgehalt für Ihren Darm. Denken Sie daran, 4 bis 5 Scheiben Vollkornbrot decken bereits Ihren Bedarf an Ballaststoffen ab.

10   Milchsäurebakterien sind wichtige Bestandteile einer gesunden Darmflora. Eine gesunde Darmflora schützt den Körper vor krankmachenden Eindringlingen. Um eine gesunde Darmflora aufzubauen, sollten Sie täglich ein Glas Sauermilchprodukte sowie eine Portion Joghurt mit probiotischen Kulturen, aber wenig

Fett und Zucker verzehren. Auch Sauerkraut und Sauerkrautsaft sowie andere milchsaure Gemüse und Kefir bringen die Darmflora auf Touren.

11 Frisches Obst wird von vielen Patienten schlecht vertragen. Mit einem Ernährungs- und Beschwerdetagebuch können Sie herausfinden, welche Obstsorten Sie essen können. Manchmal hilft es, Obst nur geschält zu verzehren. In extremen Fällen oder im Kostaufbau kann es sinnvoll sein, nur Kompott zu essen.

12 Viele CED-Patienten meiden blähende Speisen. Diese lösen die Erkrankung aber weder aus noch sind sie gefährlich. Kommt es nach dem Genuss von blähenden Speisen zu Schmerzen, sollten Sie diese jedoch meiden.

13 Während des akuten Entzündungsschubes ist es erforderlich, auf normale Ernährung zu verzichten und eine enterale Ernährung mit „Astronautenkost" durchzuführen. In extrem schweren Fällen – aber nur dann! – ist auch eine parenterale Ernährung über eine Vene notwendig. Die Therapie des akuten Entzündungsschubes ist ohne Ernährungstherapie nicht möglich.

14 Für jeden Patienten gelten unterschiedliche Ernährungsregeln, die sich u. a. durch den Manifestationsort der Entzündung und Begleiterkrankungen begründen. Die Ernährung ist außerdem davon abhängig, ob es sich um einen akuten Entzündungsschub oder ein symptomfreies Intervall handelt.

15 Frische Backwaren werden oft schlecht vertragen. Besser ist es, wenn Sie Backwaren wie Brot einen Tag lagern. Oft ist es auch schon ausreichend, frisches Brot zu toasten – so wird es viel bekömmlicher.

16 Viele Morbus-Crohn-Patienten vertragen Milchzucker schlecht. Es ist zum Glück aber nicht immer erforderlich, vollständig auf Milchprodukte zu verzichten, denn in Sauermilchprodukten wie Joghurt ist der Milchzucker größtenteils verarbeitet.

17 Durch die Entzündungen leiden viele CED-Patienten unter einem Eisenmangel. Um die Aufnahme von Eisen aus Lebensmitteln, Speisen oder Präparaten zu verbessern, ist es wichtig, gleichzeitig Vitamin C zuzuführen. Gut geeignet sind Birnen- und Apfelsaft. Schwarzer Tee hingegen vermindert die Eisenaufnahme.

18 Menschen, die unter chronisch-entzündlichen Darmerkrankungen leiden, sollten viel trinken, um einen Wassermangel im Körper zu vermeiden. Optimal sind stilles Mineralwasser (nicht zu kalt), stark verdünnte Fruchtsäfte, säurearme Tees, (verdünnter) Brottrunk, Kaffee (wird von vielen Patienten gut vertragen) oder süßstoffgesüßte Limonade.

19 Oft wird behauptet, dass Süßstoffe Durchfall auslösen. Dieses Vorurteil beruht auf einer Verwechslung: In vielen Lebensmitteln wie zum Beispiel in Bonbons werden Süßstoffe mit Zuckeraustauschstoffen wie Sorbit oder Isomalt kombiniert. Größere Mengen davon können tatsächlich die Verdauung anregen. Süßstoffe, wie sie in Light-Getränken verwendet werden, lösen hingegen keinen Durchfall aus.

20 Der erhöhte Vitamin- und Mineralstoffbedarf von CED-Patienten kann durch eine gesunde Ernährungsweise oft nicht gedeckt werden. Problematisch ist leider auch, dass viele Speisen, die eine gesundheitsbewusste Kost ausmachen, schlecht oder überhaupt nicht vertragen werden. Vor diesem Hintergrund ist es oft erforderlich, dass Vitamine und Mineralstoffe als Präparate eingenommen werden. Insbesondere das wichtige Spurenelement Zink ist bei Morbus Crohn oder anderen Darmerkrankungen oft stark reduziert. Zink hat vielfältige Aufgaben im Bereich der Immunabwehr und der Entzündungsbekämpfung. Probiotika, Präbiotika, Ballaststoffe oder Omega-3-Fettsäuren sollten nach Absprache mit dem Arzt und Diätassistenten sowie individueller Diagnose ebenfalls zusätzlich eingenommen werden.

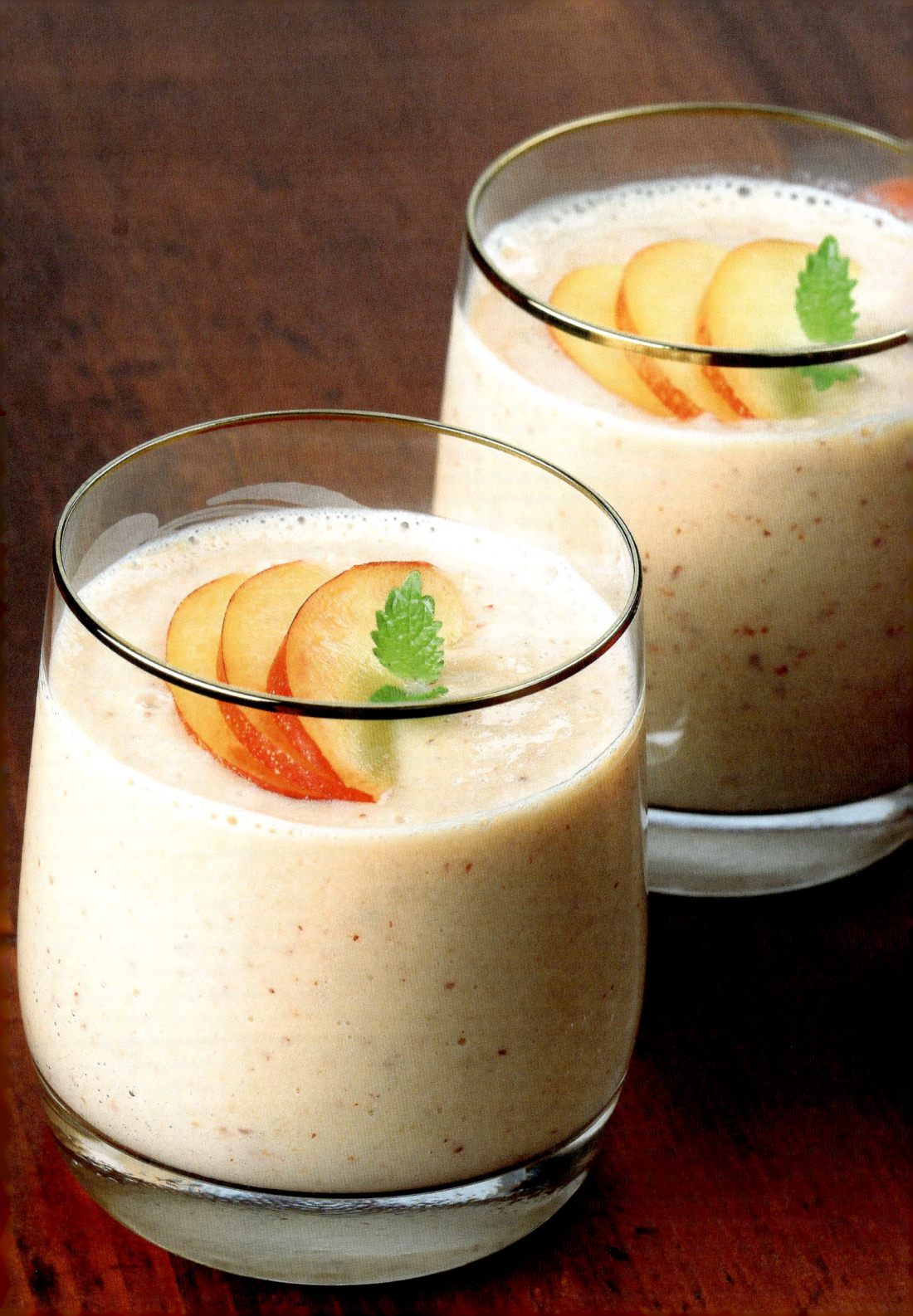

60 LECKERE REZEPTE BEI MORBUS CROHN UND COLITIS ULCEROSA

Viele Morbus-Crohn- und Colitis-ulcerosa-Betroffene leiden unter Mangelernährung. Unsere Rezepte geben Ihnen die Möglichkeit, Ihre Ernährungsweise umzustellen und regen zum kreativen Kochen an. Entdecken Sie die besten reizarmen, gut verdaulichen Rezepte – die außerdem auch noch lecker sind!

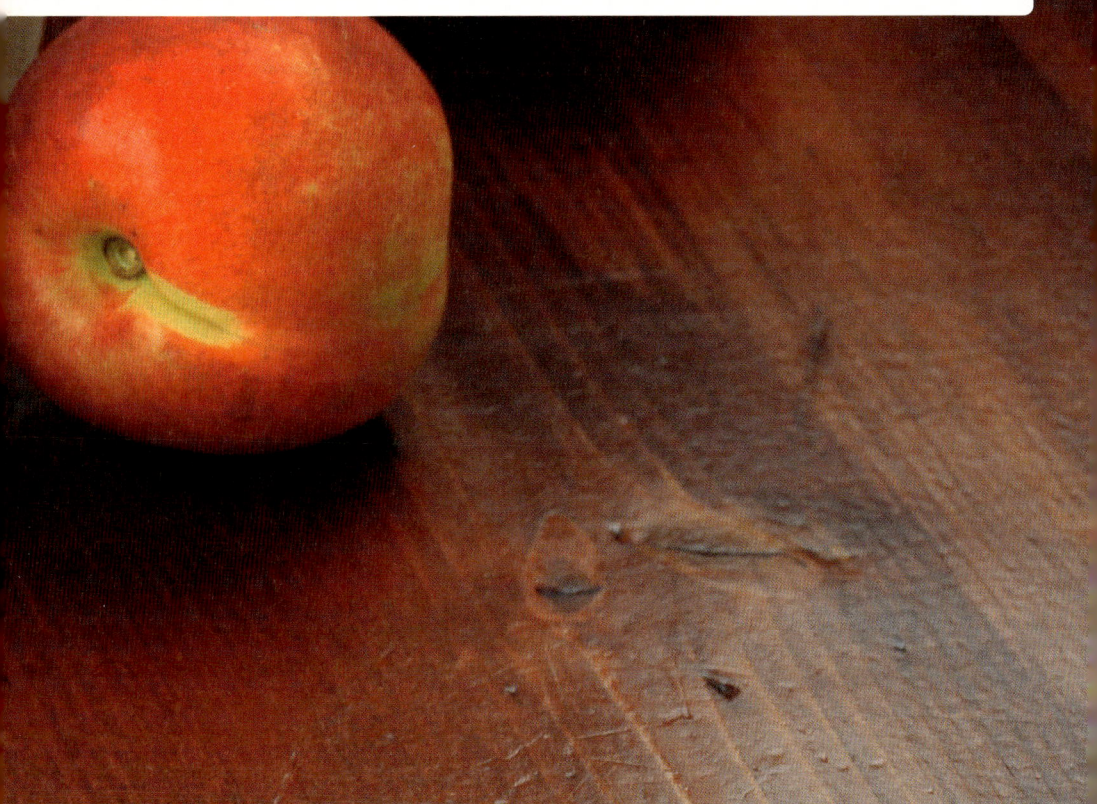

LECKERE FRÜHSTÜCKE

Scones
gut vorzubereiten

Zubereitungszeit: 20 Minuten
Garzeit: 10–12 Minuten

Eine Portion enthält:

99 kcal/413 kJ	1 g Ballaststoffe
2 g Eiweiß	0,3 mg Zink
3 g Fett	0 g Omega-3-Fett-
16 g Kohlenhydrate	säuren

Zutaten für ca. 12 Stück

2 EL Rapsöl, zusätzlich etwas Öl zum Fetten des Blechs
250 g Vollkornmehl, z. B. Dinkel
4 TL Backpulver
1 Prise Salz
125 ml Milch, 1,5 % Fett, zusätzlich etwas Milch zum Einpinseln
4 EL Wasser

Zubereitung

1   Backofen auf 210 °C (Ober- und Unterhitze) vorheizen.
2   Ein Backblech mit etwas Öl einpinseln. Mehl, Backpulver und Salz in eine Schüssel sieben, Öl hinzufügen und mit den Fingerspitzen mit dem Mehl verreiben. Eine Vertiefung in die Mitte drücken. Milch und Wasser mischen und fast die gesamte Mischung zufügen. Dann die Zutaten mit einem Messer mit breiter Klinge zu einem weichen Teig verarbeiten. Nach Bedarf mehr Flüssigkeit zufügen. Den Teig auf eine leicht bemehlte Arbeitsfläche geben. Den Teig kurz durchkneten, bis er bindet. Dann 1,5 cm dick ausrollen.
3   Mit einer bemehlten, runden Ausstechform von 5 cm Durchmesser den Teig ausstechen und auf das Backblech legen. Mit Milch einpinseln. Die Scones in 10–12 Minuten goldbraun backen.

> **TIPPS UND HINWEISE**
>
> Scones sollten nur wenig und kurz geknetet werden, sie werden sonst zäh. Auch bei süßen Scones gehört eine Prise Salz in den Teig, um den Geschmack abzurunden.
> Probieren Sie die Scones auch einmal mit Rosinen oder gehackten Trockenaprikosen. Für herzhafte Scones geben Sie einfach etwas geriebenen Käse oder frisch gehackte Kräuter in den Teig.

Leckere Frühstücke | 59

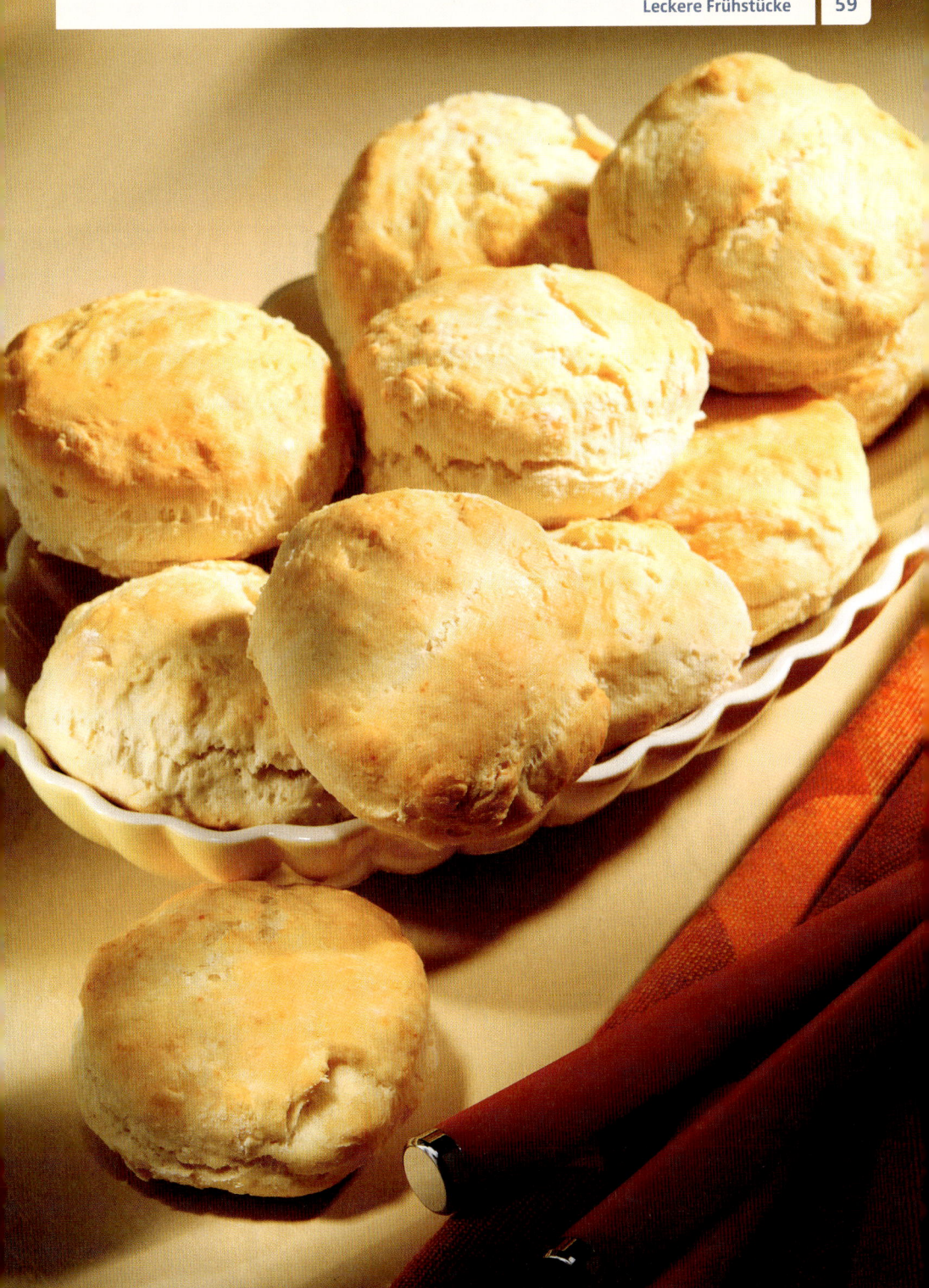

Frühstückscrêpes mit Erdbeerquark
gelingt leicht

Zubereitungszeit: 15 Minuten
Ruhezeit: 20 Minuten
Garzeit: ca. 5 Minuten

Eine Portion enthält:

511 kcal/2136 KJ	4 g Ballaststoffe
25 g Eiweiß	2,5 mg Zink
19 g Fett	0 g Omega-3-Fett-
58 g Kohlenhydrate	säuren

Zutaten für zwei Personen
Für die Crêpes:
100 g Vollkornmehl, z. B. Dinkel
125 ml Milch, 1,5 % Fett
1 TL Rapsöl
2 Eier
1 Prise Salz
1 EL Rapsöl (zum Backen der Crêpes)
Für den Erdbeerquark:
100 g Erdbeeren
½ Becher Magerquark (125 g)
kohlensäurehaltiges Mineralwasser
1 EL Honig
2 EL Haferflocken

Zubereitung

1 Mehl in eine Schüssel sieben. Milch, Öl, Eier und Salz dazugeben und mit dem Schneebesen des Handrührgerätes zu einem glatten Teig verrühren. Den Teig ca. 20 Minuten ruhen lassen.

2 Erdbeeren waschen, trocknen, Zweige entfernen und in kleine Stücke schneiden. Quark und einen Schuss Mineralwasser mit einem Schneebesen cremig rühren. Mit dem Honig süßen, die Haferflocken und die Erdbeerstücke vorsichtig unterheben.

3 In einer beschichteten Pfanne das Öl portionsweise erhitzen und dünne Crêpes goldbraun backen. Crêpes etwas auskühlen lassen und mit dem Erdbeerquark füllen, gleich servieren.

TIPPS UND HINWEISE

Wer auf kohlensäurehaltige Getränke empfindlich reagiert, kann statt Mineralwasser auch Milch verwenden.

Leckere Frühstücke

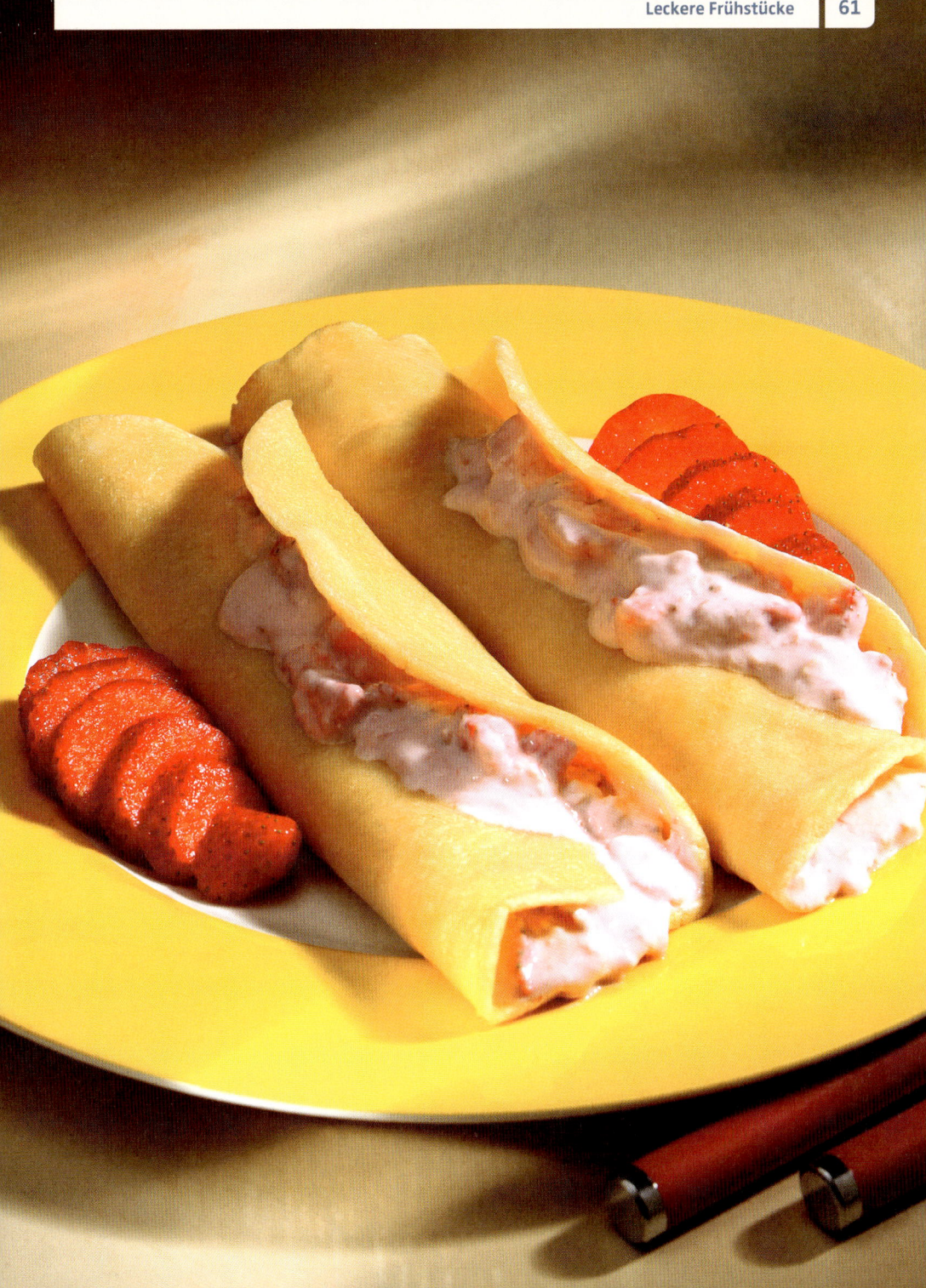

Körniger Pfirsich-Frischkäse
geht schnell

Zubereitungszeit: 5 Minuten

Eine Portion enthält:
190 kcal/794 KJ
13 g Eiweiß
4 g Fett
24 g Kohlenhydrate
2 g Ballaststoffe
0,7 mg Zink
0 g Omega-3-Fettsäuren

Zutaten für zwei Personen
3 Pfirsichhälften, aus der Dose
1 Becher körniger Frischkäse (200 g)
1 EL flüssiger Honig

Zubereitung
Pfirsichhälften gut abtropfen lassen und in kleine Würfel schneiden. Frischkäse mit Honig verrühren und Pfirsichwürfel daruntermischen.

TIPPS UND HINWEISE

Wer Honig nicht verträgt, kann stattdessen auch etwas flüssigen Süßstoff verwenden.

Sesambrötchen
gut vorzubereiten

Zubereitungszeit: 15 Minuten
Garzeit: ca. 15 Minuten

Ein Brötchen enthält:
177 kcal/738 KJ
9 g Eiweiß
4 g Fett
25 g Kohlenhydrate
2 g Ballaststoffe
1,1 mg Zink
0 g Omega-3-Fettsäuren

Zutaten für ca. 9 Stück
1 Pck. Magerquark (250 g)
2 Eier
2 EL Honig
1 Prise Salz
250 g Vollkornmehl, z. B. Dinkel
1 Pck. Backpulver
2 EL Sesamsaat

Zubereitung
1 Backofen auf 200 °C (Ober- und Unterhitze) vorheizen.
2 Quark, Eier, Honig und Salz in eine Schüssel geben und mit den Schneebesen des Handrührgerätes verrühren. Mehl und Backpulver mischen. Zuerst mit den Schneebesen und zum Schluss mit den Knethaken des Handrührgerätes portionsweise unterkneten.

3 Mit 2 Esslöffeln ca. 9 Teighäufchen auf ein mit Backpapier ausgelegtes Backblech setzen, Sesam auf die Brötchen verteilen und mit leicht bemehlten Händen die Körner etwas andrücken. Im Ofen ca. 15 Minuten backen.

> **TIPPS UND HINWEISE**
>
> Je nach Verträglichkeit können Sie auch andere Samen bzw. Körner auf die Brötchen verteilen. Lecker schmecken z. B. Kürbiskerne, Sonnenblumenkerne oder Leinsamen.
> Wer Honig nicht verträgt, kann stattdessen auch etwas flüssigen Süßstoff verwenden.

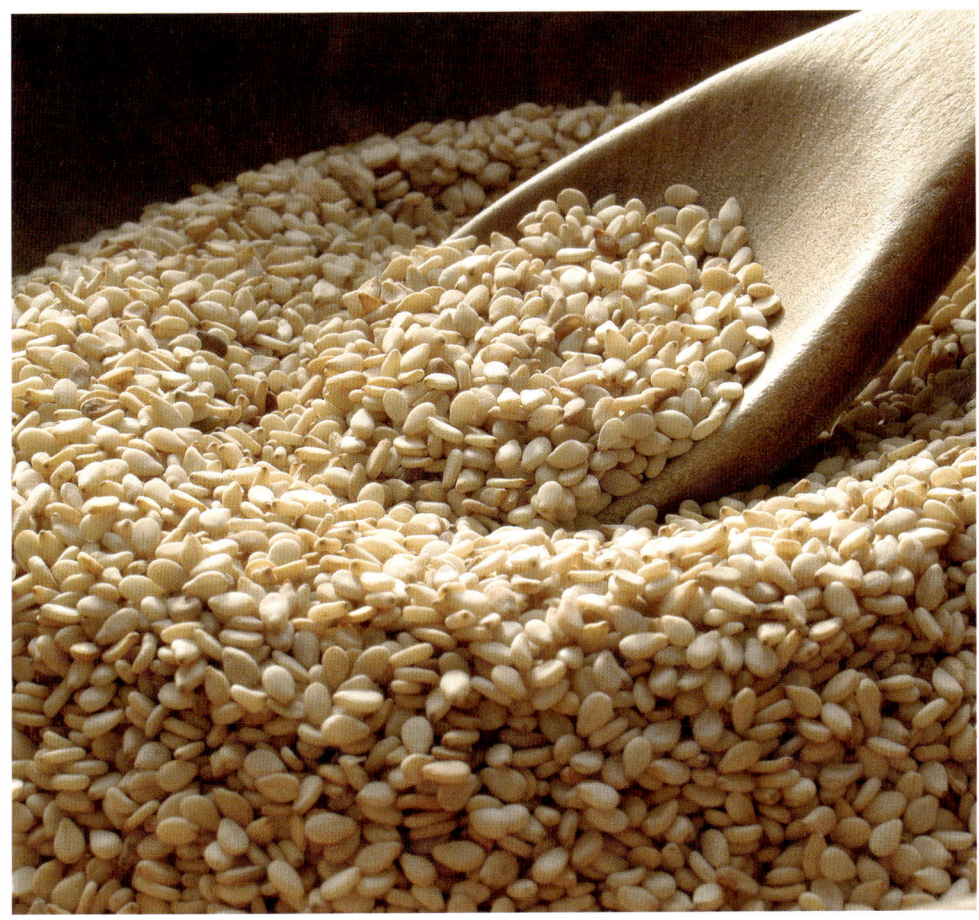

Honigmelone mit Kressedip

gelingt leicht

Zubereitungszeit: 15 Minuten

Eine Portion enthält:
95 kcal/397 kJ
2 g Eiweiß
6 g Fett
16 g Kohlenhydrate
1 g Ballaststoffe
0,4 mg Zink
0 g Omega-3-Fettsäuren

Zutaten für zwei Personen
1 EL Kresse
1 Becher Naturjoghurt, 1,5 % Fett
Salz, Pfeffer
½ Honigmelone

Zubereitung
1 Kresse waschen und trocknen. Joghurt in eine kleine Schüssel geben und mit Salz, Pfeffer und Kresse abschmecken.
2 Honigmelone entkernen und Fruchtfleisch in schmale Spalten schneiden. Anrichten und mit dem Kressedip servieren.

Krabbenrührei

gelingt leicht

Zubereitungszeit: 10 Minuten
Garzeit: ca. 5 Minuten

Eine Portion enthält:
259 kcal/1083 kJ
25 g Eiweiß
17 g Fett
1 g Kohlenhydrate
0 g Ballaststoffe
2,7 mg Zink
0,5 g Omega-3-Fettsäuren

Zutaten für zwei Personen
4 Eier
Salz, Pfeffer
½ Bund Dill
1 TL Rapsöl
100 g Nordseekrabben

Zubereitung
1 Eier in eine kleine Schüssel aufschlagen, mit Salz und Pfeffer würzen und mit einer Gabel kräftig verquirlen. Dill waschen, trocknen und fein hacken.
2 Öl in einer beschichteten Pfanne erhitzen und Eier dazugeben. Bei mittlerer Hitze mit einem Pfannenwender zusammenschieben, bis das Ei gestockt ist.
3 Krabben zum Ei geben und kurz erhitzen. Mit Dill bestreut servieren.

Leckere Frühstücke 65

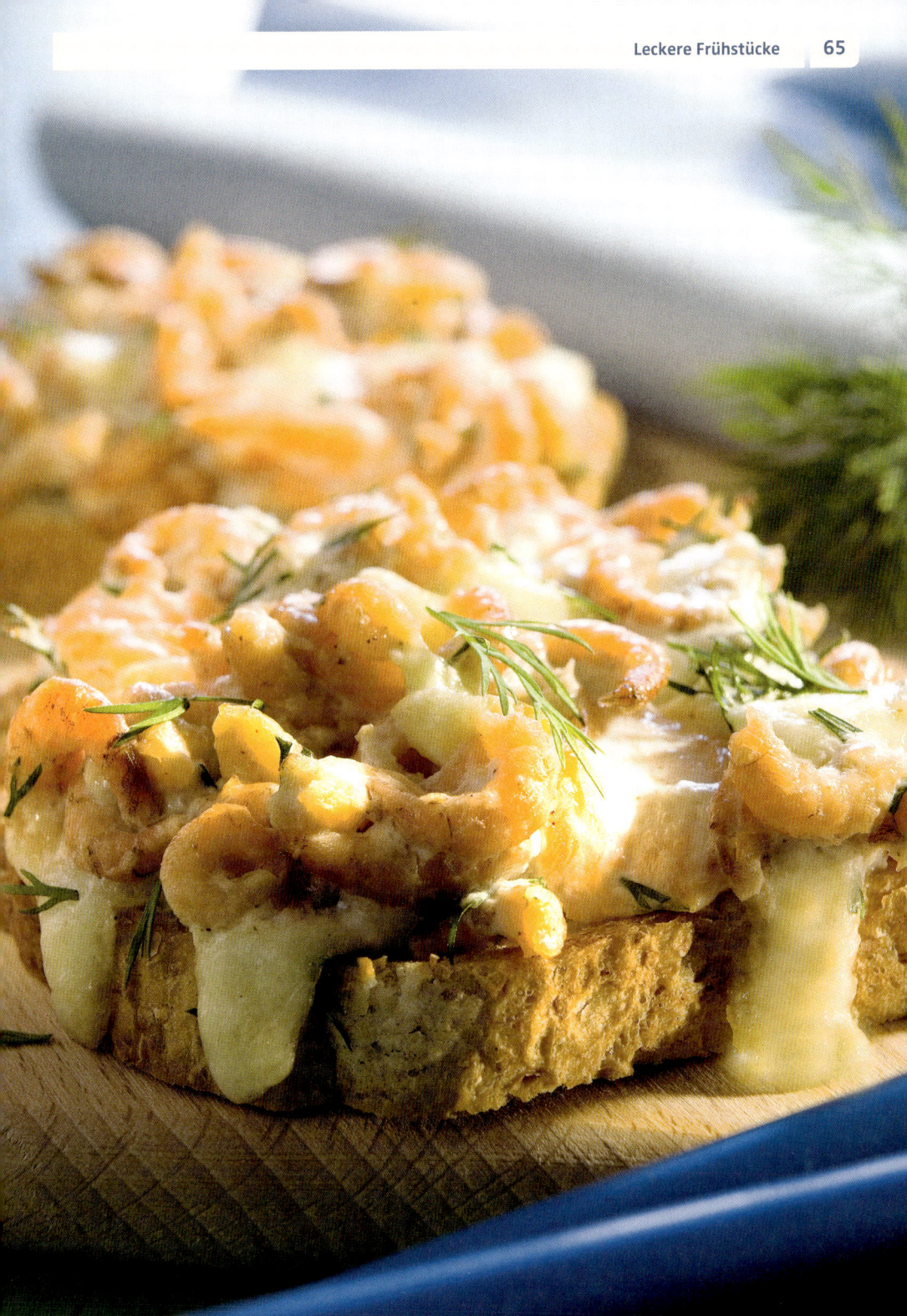

Gefüllte Grapefruit
preiswert

Zubereitungszeit: 15 Minuten

Eine Portion enthält:
166 kcal/694 kJ
18 g Eiweiß
0 g Fett
18 g Kohlenhydrate
1 g Ballaststoffe
1 mg Zink
0 g Omega-3-Fettsäuren

Zutaten für zwei Personen
1 rosa Grapefruit
1 Zweig Pfefferminze
kohlensäurehaltiges Mineralwasser
1 Pck. Magerquark (250 g)
1 TL Honig

Zubereitung
1 Grapefruit halbieren. Filets mit einem Grapefruitmesser herauslösen, Trennhäute herausschneiden. 2 Grapefruitfilets zur Seite legen.
2 Pfefferminze waschen, trocknen und die Blättchen in feine Streifen schneiden.
3 Quark, ein Schuss Mineralwasser und Honig mit einem Schneebesen cremig rühren. Pfefferminzstreifen und Grapefruitfilets unterrühren und in die Grapefruithälften füllen. Mit restlichen Filets garniert servieren.

Zitrussalat mit Honig-Zimt-Marinade
gelingt leicht

Zubereitungszeit: 15 Minuten

Eine Portion enthält:
227 kcal/949 kJ
3 g Eiweiß
1 g Fett
46 g Kohlenhydrate
5 g Ballaststoffe
0,7 mg Zink
0 g Omega-3-Fettsäuren

Zutaten für zwei Personen
2 Orangen
1 Grapefruit
4 frische Ananasringe
2 EL Zitronensaft
1 EL flüssiger Honig
½ TL Zimt

Zubereitung
1 Orange und Grapefruit so schälen, dass die weiße Haut vollständig entfernt wird. Orange und Grapefruit in Scheiben schneiden. Ananasringe schälen und die harte Mitte herausschneiden. Zitronensaft, Honig und Zimt verrühren.
2 Früchte auf einem Teller anrichten. Marinade darübergießen.

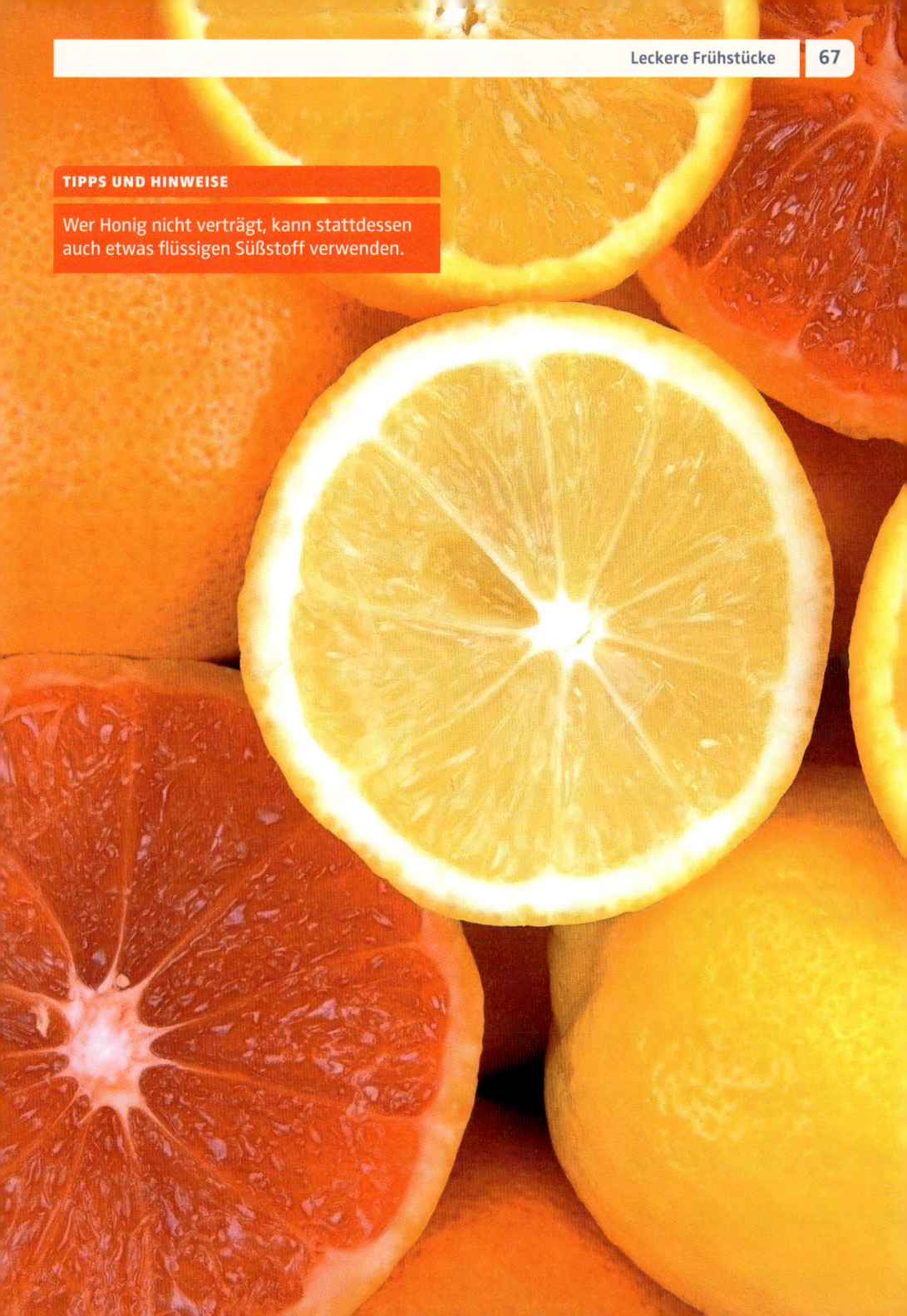

TIPPS UND HINWEISE

Wer Honig nicht verträgt, kann stattdessen auch etwas flüssigen Süßstoff verwenden.

Bananenmüsli mit Vanillejoghurt
gelingt leicht

Zubereitungszeit: 15 Minuten
Garzeit: ca. 3 Minuten

Eine Portion enthält:
294 kcal/1229 kJ
8 g Eiweiß
12 g Fett
37 g Kohlenhydrate
2 g Ballaststoffe
1,5 mg Zink
0 g Omega-3-Fettsäuren

Zutaten für zwei Personen
1 EL Walnussöl
4 EL Mehrkornflocken
1 Banane
1 TL Zitronensaft
½ Vanilleschote
2 Becher Naturjoghurt, 1,5 % Fett
1 EL flüssiger Honig

Zubereitung
1 Öl in einer beschichteten Pfanne erhitzen und die Flocken darin unter Wenden rösten. Banane schälen und in schmale Scheiben schneiden, sofort mit Zitronensaft beträufeln.

2 Vanilleschote der Länge nach halbieren und das Mark herauskratzen. Joghurt in eine kleine Schüssel geben, Vanillemark und Honig dazugeben und gut verrühren.

2 Flocken und Bananenscheiben unter den Joghurt mischen und sofort servieren.

Leckere Frühstücke

KÖSTLICHE MITTAGESSEN

Thunfisch-Zucchini-Farfalle
geht schnell

Zubereitungszeit: 15 Minuten
Garzeit: ca. 12 Minuten

Eine Portion enthält:

592 kcal/2475 kJ	4 g Ballaststoffe
38 g Eiweiß	2,6 mg Zink
32 g Fett	4 g Omega-3-Fettsäuren
38 g Kohlenhydrate	

Zutaten für zwei Personen
2 Portionen Farfalle-Nudeln (à 100 g)
1 Zucchini
1 EL Olivenöl
1 Handvoll Oregano
1 Stück Parmesan (ca. 30 g)
Salz, Pfeffer
2 Portionen Thunfisch aus der Dose, naturell (à 100 g)

Zubereitung

1 Farfalle nach Packungsanleitung in reichlich kochendem Salzwasser al dente garen. Etwas Nudelwasser zur Seite stellen.

2 Zucchini waschen, putzen und in kleine Würfel schneiden. Öl in einem Topf erhitzen und Zucchiniwürfel darin ca. 3–5 Minuten andünsten.

3 Oregano waschen, trocknen und Blättchen abzupfen. Parmesan fein reiben.

4 Zucchiniwürfel mit Kräuter, Parmesan, Salz und Pfeffer würzen. Thunfisch zerpflückt dazugeben und mit abgetropften Farfalle mischen. Falls die Soße zu dicklich ist, etwas Nudelwasser zugeben.

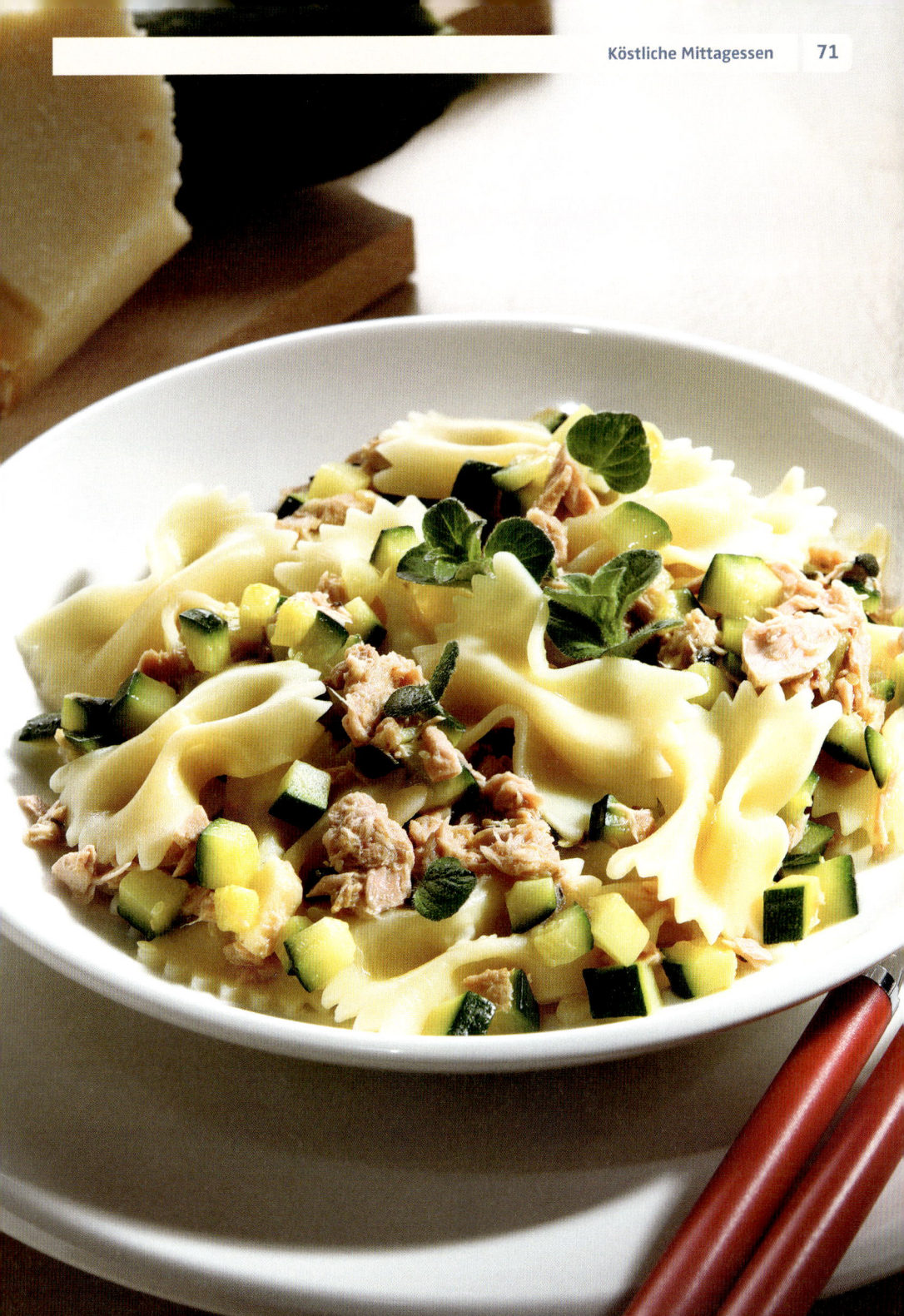

Hühnchen mit Mango-Maracuja-Dip
etwas zeitaufwendiger

Zubereitungszeit: 30 Minuten
Marinierzeit: ca. 2–3 Stunden
Garzeit: ca. 30 Minuten

Eine Portion enthält:
509 kcal/2128 kJ
45 g Eiweiß
31 g Fett
11 g Kohlenhydrate
1 g Ballaststoffe
2,9 mg Zink
0 g Omega-3-Fettsäuren

Zutaten für zwei Personen

Für das Hühnchen:
2 Hähnchenkeulen
Salz, Pfeffer
1 kleiner Becher Naturjoghurt, 1,5 % Fett (125 g)
1 EL Rapsöl
1 TL Garam masala
1 TL Paprikapulver
½ TL Kurkuma
¼ TL Zimt
1 EL Zitronensaft

Für den Mango-Maracuja-Dip:
2 TL Rapsöl
1 Msp. Garam masala
2 leicht geh. EL Mangofruchtfleisch
2 EL Maracujasaft
½ TL abgeriebene Zitronenschale
1 TL Zitronensaft
Salz
2 Prisen Zucker

Zubereitung

Hühnchen:

1 Hähnchenkeulen waschen, trocknen und mit Salz und Pfeffer einreiben. Joghurt mit der Hälfte des Öls, den Gewürzen und dem Zitronensaft vermischen. Hähnchenkeulen mit der Marinade vermengen und zugedeckt im Kühlschrank 2–3 Stunden marinieren.

2 Ofen auf 200 °C (Ober- und Unterhitze) vorheizen.

3 Einen Rost mit etwas Öl einpinseln und Hühnerkeulen auf dem Rost verteilen. Hähnchenkeulen im Ofen (Bratpfanne unter den Rost schieben) ca. 15 Minuten braten, mit dem restlichen Öl bestreichen und nochmals 10–15 Minuten garen.

Mango-Maracuja-Dip:

1   Öl in einem Topf erhitzen und Garam masala darin anrösten. Mango in Würfel schneiden und in den Topf geben, kurz mitdünsten und Maracujasaft, Zitronenschale und -saft dazugeben. Mit Salz und Zucker würzen.

2   Hühnchen mit fruchtigem Dip servieren.

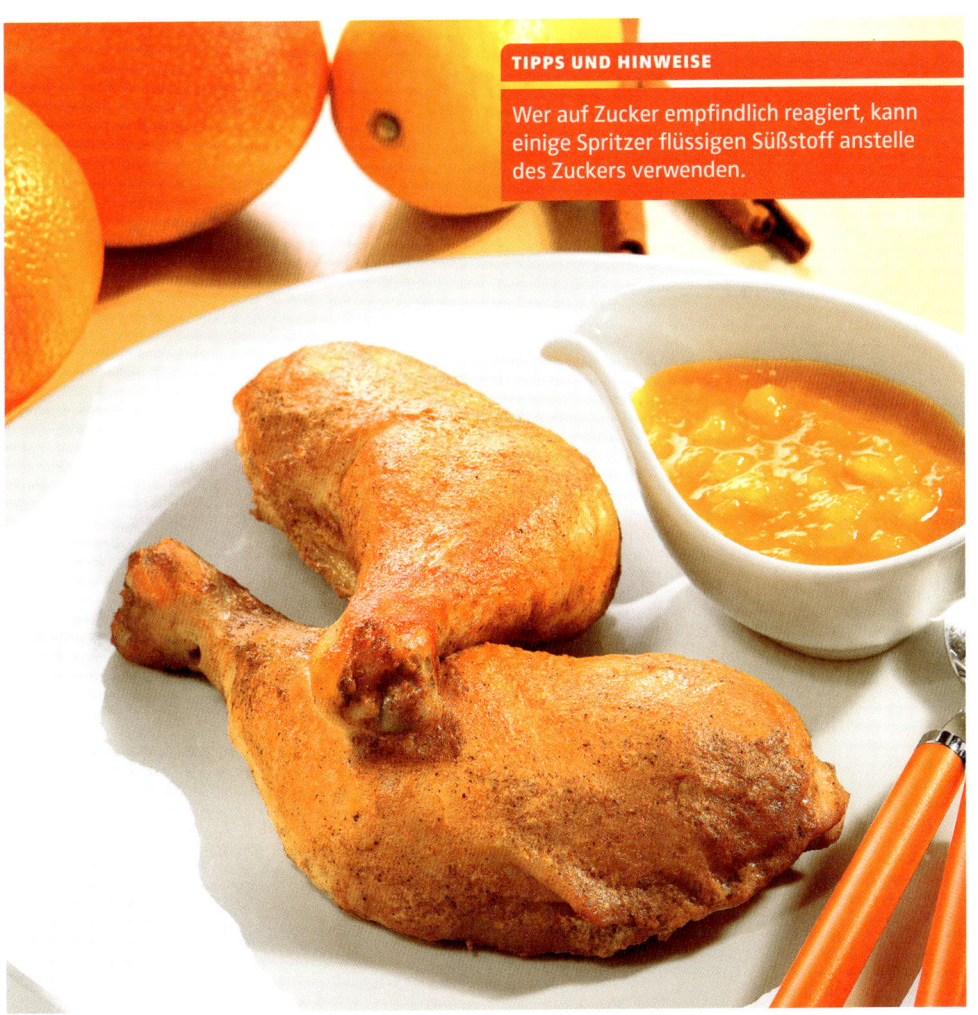

TIPPS UND HINWEISE

Wer auf Zucker empfindlich reagiert, kann einige Spritzer flüssigen Süßstoff anstelle des Zuckers verwenden.

Schinkenpralinen mit Honig-Senf-Dip

gut vorzubereiten

Zubereitungszeit: 15 Minuten

Eine Portion enthält:
- 191 kcal/798 kJ
- 12 g Eiweiß
- 11 g Fett
- 9 g Kohlenhydrate
- 0 g Ballaststoffe
- 0,8 mg Zink
- 0 g Omega-3-Fettsäuren

Zutaten für zwei Personen

- 2 gehäufte EL Frischkäse
- 1 EL Naturjoghurt, 1,5 % Fett
- Salz, Pfeffer
- 1 TL gehackte Petersilie
- 2 große dünne Scheiben gekochter Schinken
- 1 EL flüssiger Honig
- 1 EL mittelscharfer Senf

Zubereitung

1 Frischkäse mit Joghurt glatt rühren und mit Salz, Pfeffer und Petersilie würzig abschmecken. Masse in einen kleinen Spritzbeutel füllen.

2 Schinkenscheiben halbieren, danach vierteln und auf jedes Schinkenstück eine kleine Portion Frischkäsemasse spritzen. Schinkenränder umklappen und zu Pralinen formen.

3 Honig, Senf und Gewürze zu einem Dip verrühren und zusammen mit den Pralinen servieren.

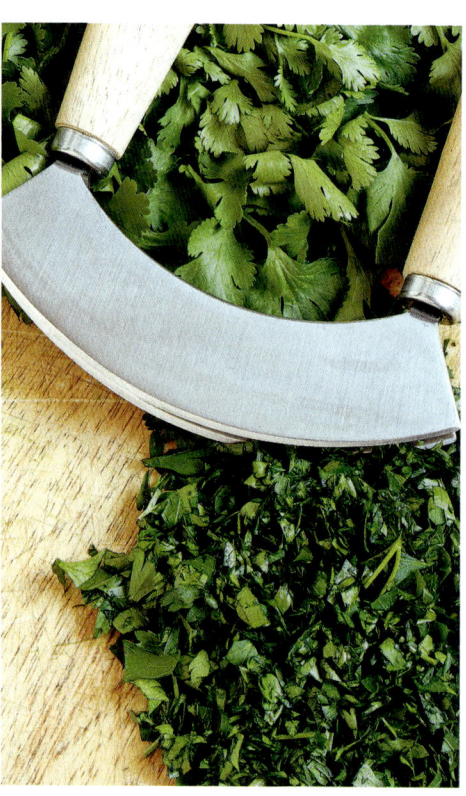

TIPPS UND HINWEISE

Wer Honig nicht verträgt, kann stattdessen auch etwas flüssigen Süßstoff verwenden.

Lachs-Crostini
gelingt leicht

Zubereitungszeit: 20 Minuten
Marinierzeit: 10 Minuten

Eine Portion enthält:
266 kcal/1112 kJ	2 g Ballaststoffe
13 g Eiweiß	0,8 mg Zink
17 g Fett	0,5 g Omega-3-Fett-
15 g Kohlenhydrate	säuren

Zutaten für zwei Personen
1 EL Mandelblättchen
1 Stück Staudensellerie
1 kleines, frisches Lachsfilet (ca. 100 g)
½ EL Zitronensaft
Salz, Pfeffer
1 EL Olivenöl
4 Scheiben Ciabatta
1 Zweig Basilikum

Zubereitung
1 Mandelblättchen in einer beschichteten Pfanne ohne Fettzugabe goldbraun rösten. Staudensellerie waschen, putzen und in dünne Scheiben schneiden.
2 Lachsfilet in ½ cm kleine Würfel schneiden. Zitronensaft, Salz, Pfeffer und Olivenöl mischen, Lachs und Sellerie darin 10 Minuten marinieren.
3 Die Brotscheiben kurz toasten. Basilikumblätter und Mandelblättchen unter den Lachs mischen und auf den Brotscheiben verteilen.

TIPPS UND HINWEISE

Lachs ist wie Hering reich an Omega-3-Fettsäuren. Diese hoch ungesättigten Fettsäuren hemmen Entzündungen und wirken sich positiv bei CED aus.

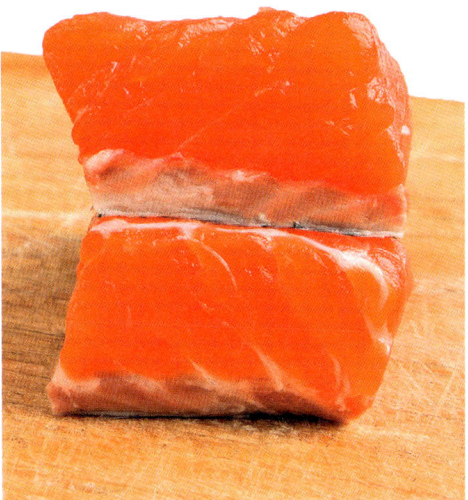

Radicchio mit Käsedressing
für Gäste

Zubereitungszeit: 15 Minuten
Garzeit: ca. 4 Minuten

Eine Portion enthält:
- 185 kcal/773 kJ
- 5 g Eiweiß
- 14 g Fett
- 9 g Kohlenhydrate
- 1 g Ballaststoffe
- 0,6 mg Zink
- 0 g Omega-3-Fettsäuren

Zutaten für zwei Personen
- 1 mittlerer Radicchio (ca. 130 g)
- 1 Zweig Thymian
- 2 EL saure Sahne
- 1 Stück Roquefort (ca. 30 g)
- Salz, Pfeffer
- 1 EL Olivenöl
- 1 EL flüssiger Honig
- 2 EL Balsamicoessig

Zubereitung

1 Radicchio waschen, putzen, vierteln, danach achteln und trocknen. Thymian waschen und trocknen.

2 Aus Sahne, Käse, Salz und Pfeffer ein Dressing herstellen.

3 Öl in einer beschichteten Pfanne erhitzen, Honig, Radicchiostücke und Thymianzweig dazugeben und ca. 2 Minuten von beiden Seiten braten und hell karamellisieren lassen. Mit Essig ablöschen. Den Radicchio mit Salz und Pfeffer würzen.

4 Den heißen Radicchio auf zwei Tellern verteilen und mit dem Dressing beträufeln.

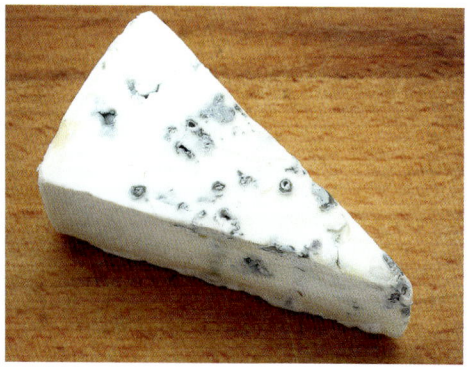

TIPPS UND HINWEISE

Wer Honig nicht verträgt, kann stattdessen auch etwas flüssigen Süßstoff verwenden. Beachten Sie jedoch, dass sich mit Süßstoff kein Karamell herstellen lässt.

Kartoffel-Makrelen-Eintopf

gelingt leicht

Zubereitungszeit: 20 Minuten
Garzeit: ca. 25 Minuten

Eine Portion enthält:
511 kcal/2136 kJ
36 g Eiweiß
29 g Fett
25 g Kohlenhydrate
7 g Ballaststoffe
2,2 mg Zink
2,6 g Omega-3-Fettsäuren

Zutaten für zwei Personen

2 mittelgroße Kartoffeln
2 Karotten
1 EL Rapsöl
400 ml Gemüsebrühe
4 EL Kondensmilch, 7,5 % Fett
Salz, Pfeffer
2 Makrelenfilets (à 130 g)
2 Zweige Thymian

Zubereitung

1 Kartoffeln und Karotten waschen, schälen und in gleichgroße Würfel schneiden.

2 Die Hälfte des Öls in einem Topf erhitzen und die Gemüsewürfel darin andünsten, mit Gemüsebrühe und Kondensmilch ablöschen und aufkochen lassen. Eintopf zugedeckt 20 Minuten kochen lassen und mit Salz und Pfeffer würzen.

3 Fischfilets waschen, trocknen und in 4 gleichgroße Teile schneiden. Restliches Öl in einer beschichteten Pfanne erhitzen, die Fischstücke darin goldgelb anbraten. Kurz vor Ende der Garzeit gewaschenen Thymian dazugeben und mit Salz und Pfeffer würzen.

4 Eintopf mit gebratenen Makrelenstücken servieren.

Hühnerbouillon mit Gemüsestreifen

gut vorzubereiten

Zubereitungszeit: 25 Minuten
Garzeit: 1,5 Stunden

Eine Portion enthält:
- 93 kcal/389 kJ
- 19 g Eiweiß
- 1 g Fett
- 3 g Kohlenhydrate
- 3 g Ballaststoffe
- 0,9 mg Zink
- 0 g Omega-3-Fettsäuren

Zutaten für zwei Personen
- 1 Stück Sellerie
- 1 kleine Karotte
- 4 Zweige Petersilie
- 1 Hähnchenkeule
- 1 kleines Lorbeerblatt
- ½ TL Pfefferkörner
- Salz, Pfeffer

Zubereitung

1 Sellerie und Karotte gründlich waschen, schälen (Schale aufbewahren) und Gemüse in feine Streifen schneiden. Petersilie waschen, trocknen und die Blätter von den Stängeln zupfen.

2 Hähnchenkeule waschen und zusammen mit Gemüseschalen, Lorbeerblatt und Pfefferkörnern in einen Topf geben und 1 Liter kaltes Wasser dazugießen. Aufkochen und ca. 1,5 Stunden bei mittlerer Hitze köcheln lassen. Entstehenden Schaum abschöpfen. Hähnchenkeule herausnehmen und abkühlen lassen.

3 Gemüsestreifen in Brühe 5 Minuten garen und mit Salz und Pfeffer würzen.

4 Hähnchenhaut abziehen, Hähnchenfleisch vom Knochen entfernen und Fleisch in kleine Stücke schneiden. Hähnchenfleisch zur Brühe geben und ggf. nochmals abschmecken.

TIPPS UND HINWEISE

Die Bouillon lässt sich prima einfrieren. Bereiten Sie am Besten eine größere Menge zu und legen sich einen Vorrat im Gefrierfach an. Geflügelfleisch ist reich an hochwertigen Proteinen und leicht verdaulich.

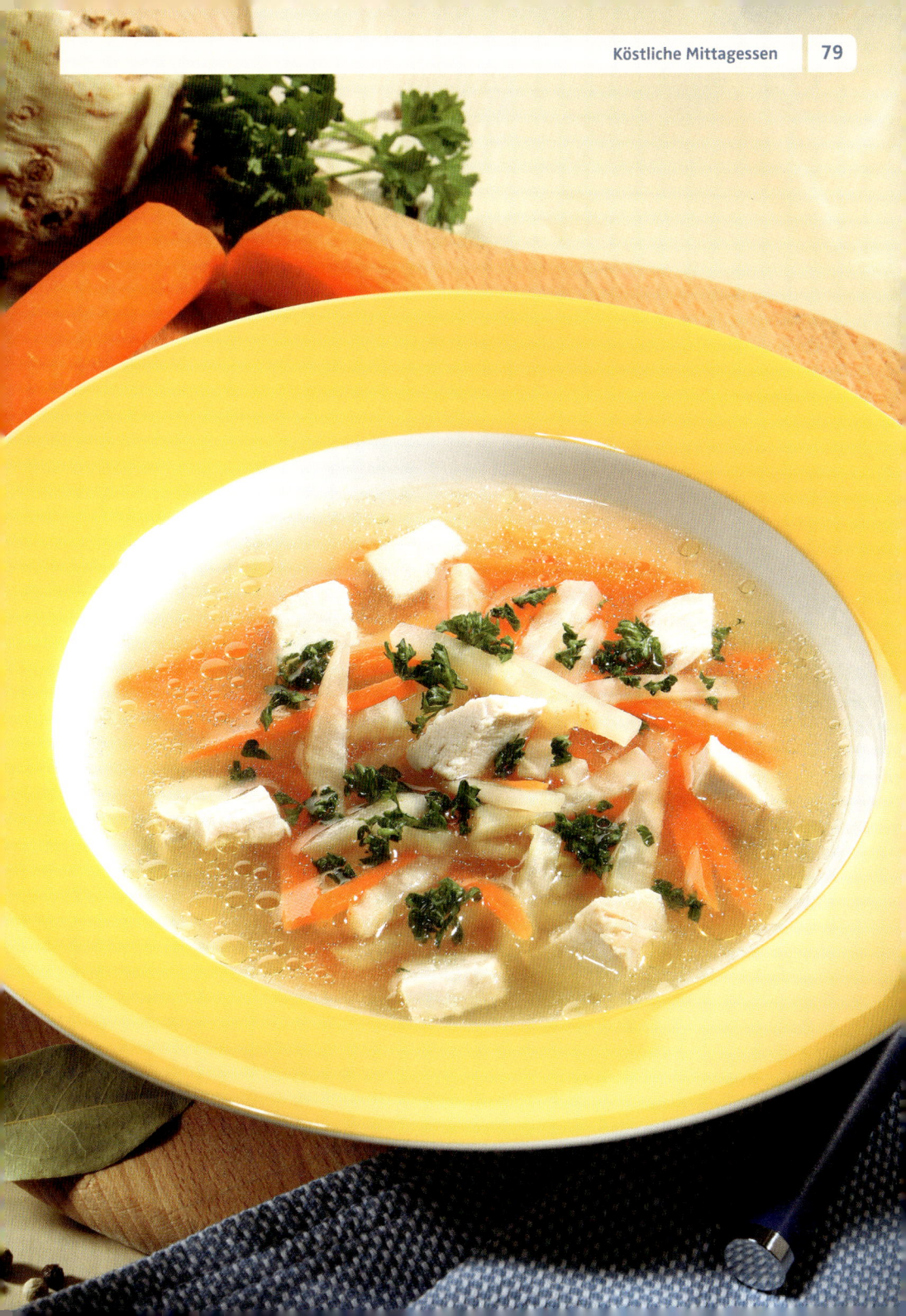

Brokkolisuppe „Asia"
exotisch

Zubereitungszeit: 10 Minuten
Garzeit: ca. 10 Minuten

Eine Portion enthält:
- 103 kcal/431 kJ
- 7 g Eiweiß
- 4 g Fett
- 9 g Kohlenhydrate
- 4 g Ballaststoffe
- 1,1 mg Zink
- 0 g Omega-3-Fettsäuren

Zutaten für zwei Personen
- 2 Portionen Brokkoli (250 g)
- 1 TL Rapsöl
- Curry
- ½ TL Garam masala
- 300 ml Gemüsebrühe
- 200 ml Kokosmilch
- Salz, Pfeffer

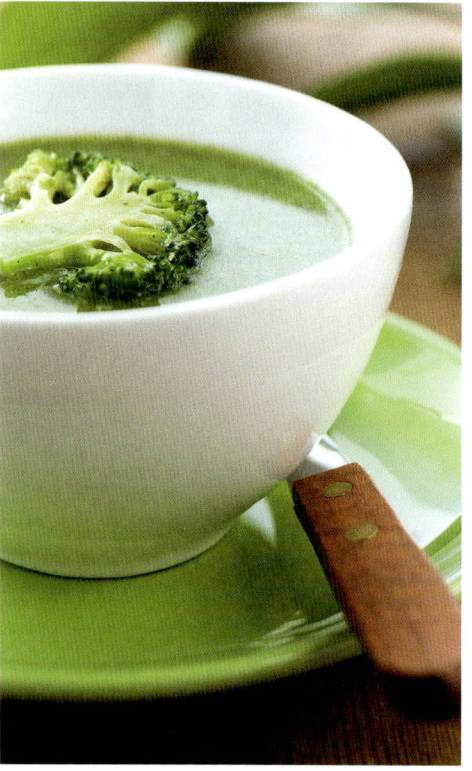

Zubereitung

1 Brokkoli waschen, putzen und in kleine Röschen schneiden. Zweige schälen und in Stücke schneiden.

2 Öl in einem kleinen Topf erhitzen, Curry und Garam masala darin anbraten, Brokkoli hinzufügen und mit Gemüsebrühe und Kokosmilch ablöschen. Salz und Pfeffer hinzufügen und ca. 8 Min. zugedeckt köcheln lassen.

TIPPS UND HINWEISE

Garam masala (heißes Gewürz) ist eine Mischung von meist gemahlenen Gewürzen zur Zubereitung von Currys in der indischen Küche. Es eignet sich auch hervorragend für jede Art von asiatischen Suppen, Soßen und Dips. Die traditionellen Mischungen enthalten meist Kardamom, Zimt, Gewürznelken, Pfeffer und Kreuzkümmel. Erhältlich ist Garam masala in gut sortierten Supermärkten in der Gewürz- bzw. Exotenabteilung.

Schwarzer Heilbutt mit Kräutersoße

etwas teurer

Zubereitungszeit: 15 Minuten
Garzeit: 5–8 Minuten

Eine Portion enthält:

435 kcal/1818 kJ	1 g Ballaststoffe
23 g Eiweiß	1 mg Zink
33 g Fett	3,9 g Omega-3-Fettsäuren
12 g Kohlenhydrate	

Zutaten für zwei Personen

- 2 Heilbuttfilets (à 130 g)
- 1 EL Zitronensaft
- 1 Handvoll gemischte, frische Kräuter (z. B. Petersilie und Dill)
- 4 EL Milch, 1,5 % Fett i. Tr.
- 2 EL Fischfond, aus dem Glas
- 2 EL Frischkäse, fettreduziert
- 1 TL Stärke
- 2 EL Mehl, Typ 405
- 1 EL Rapsöl
- Salz, Pfeffer

Zubereitung

1 Heilbuttfilets waschen, trocknen, mit Zitronensaft beträufeln und mit etwas Salz bestreuen. Kräuter waschen, trocknen und Blättchen fein hacken.

2 Milch und Fischfond aufkochen und Frischkäse darin schmelzen lassen. Stärke mit etwas kaltem Wasser glatt rühren und in die kochende Soße rühren und mindestens 1 Minute sprudelnd kochen lassen.

3 Fisch trocken tupfen und in Mehl wenden. Öl in einer beschichteten Pfanne erhitzen und die Fischfilets darin von beiden Seiten knusprig anbraten.

4 Kräuter in die Soße geben und mit Salz und Pfeffer würzen.

TIPPS UND HINWEISE

Servieren Sie zum Heilbutt neue Kartoffeln mit frisch gehackter Petersilie oder Dill.

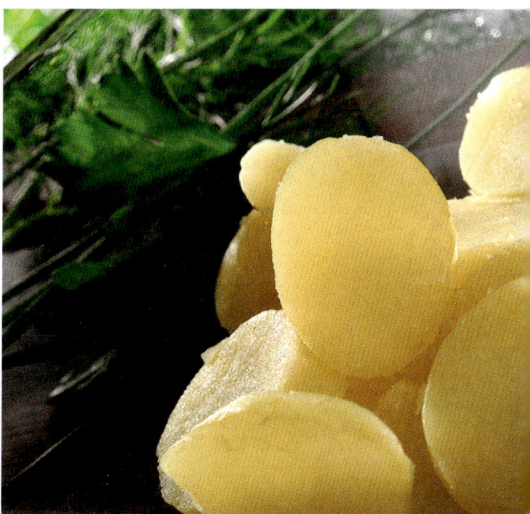

Lachsfilet mit Gewürzen

gelingt leicht

Zubereitungszeit: 20 Minuten
Garzeit: ca. 35 Minuten

Eine Portion enthält:

508 kcal/2123 kJ	1 g Ballaststoffe
33 g Eiweiß	1,6 mg Zink
27 g Fett	1,5 g Omega-3-Fett-
33 g Kohlenhydrate	säuren

Zutaten für zwei Personen

1 TL Zitronensaft
2 Lachsfilets (à 150 g)
1 TL Rapsöl
1 Lorbeerblatt
1 TL Kurkuma
Salz, Pfeffer
4 gehäufte EL Reis
2 mittlere Tomaten
½ Bund Basilikum
1 TL Olivenöl

Zubereitung

1 Lachs waschen, trocknen und mit 1 EL Zitronensaft beträufeln und mit Salz bestreuen.

2 Öl in einem kleinen Topf erhitzen, Lorbeerblatt, Kurkuma und Pfeffer andünsten. Reis dazugeben und mit ¼ l heißem Wasser aufgießen. Reis bei mittlerer Hitze ca. 20 Minuten köcheln lassen, bei Bedarf noch mit Salz abschmecken.

3 Backofen auf 200 °C (Ober- und Unterhitze) vorheizen. Backblech mit Backpapier belegen und Lachs daraufsetzen. Tomaten waschen, Strunk entfernen und Tomaten in Würfel schneiden. Basilikum waschen, trocknen und Blättchen in feine Streifen schneiden.

4 Tomatenwürfel und Basilikumstreifen über die Fischfilets streuen, mit etwas Salz und Pfeffer würzen und Olivenöl darüberträufeln. Im Ofen ca. 15 Minuten garen. Reis abgießen. Fisch mit Reis servieren.

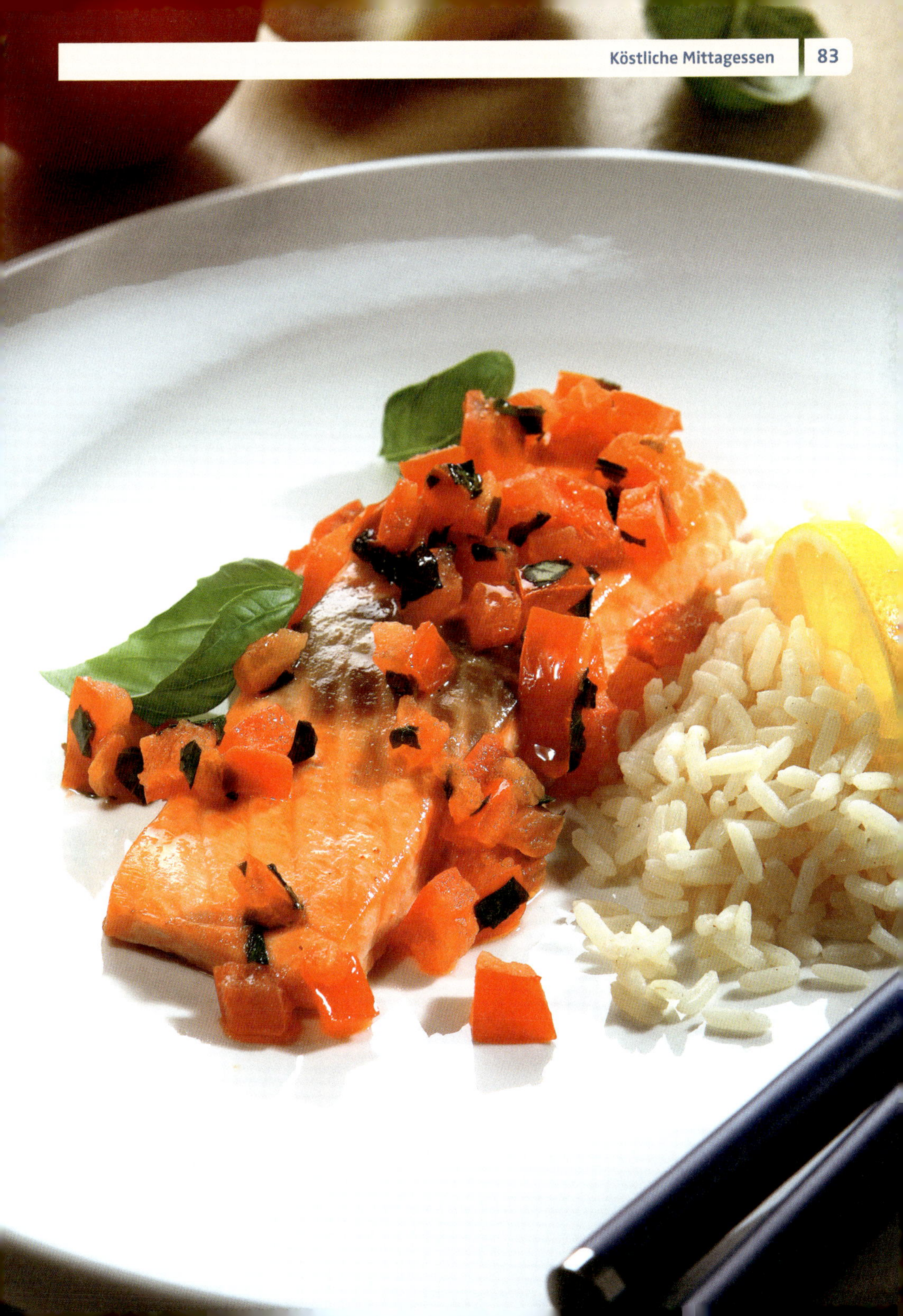

Köstliche Mittagessen | 83

Gambas mit gebratenen Auberginen
für Gäste

Zubereitungszeit: 30 Minuten
Wartezeit: 10 Minuten

Eine Portion enthält:

314 kcal/1313 kJ	7 g Ballaststoffe
26 g Eiweiß	3,3 mg Zink
18 g Fett	0 g Omega-3-Fettsäuren
10 g Kohlenhydrate	

Zutaten für zwei Personen
1 Aubergine
4 Zweige Thymian
1 Becher Naturjoghurt, 1,5 % Fett
Salz, Pfeffer
8 Garnelen, geschält (ca. 200 g)
2 EL Olivenöl

Zubereitung

1 Aubergine waschen, putzen, längs vierteln und in Stücke schneiden. Mit Salz bestreuen und ca. 10 Minuten stehen lassen.

2 Thymian waschen, trocknen. Joghurt mit Salz und Pfeffer würzen.

3 Garnelen am Rücken einschneiden und den dunklen Darm entfernen. Garnelen waschen und trocknen.

4 Auberginen gut trocknen und die Hälfte des Öls in einer beschichteten Pfanne erhitzen, Auberginen bei starker Hitze unter Wenden 8–10 Minuten braten. Auberginen herausnehmen und warm stellen.

5 Restliches Öl erhitzen und Garnelen darin unter Wenden ca. 3 Minuten braten. Thymianzweige kurz mitbraten und mit Salz und Pfeffer würzen. Auberginen wieder dazugeben und gleich servieren.

Köstliche Mittagessen 85

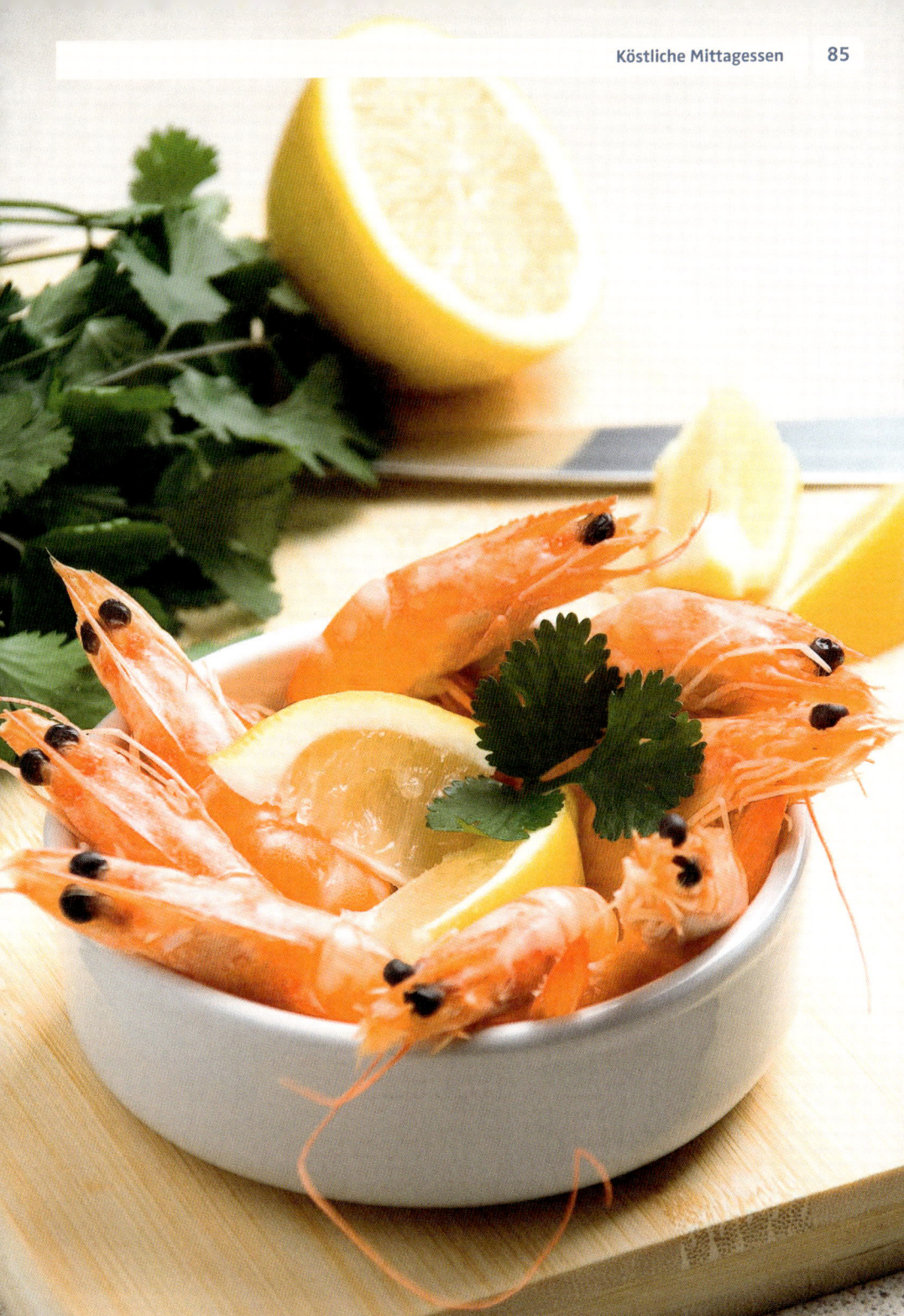

Kürbis-Nudel-Pfanne mit Steakstreifen
gelingt leicht

Zubereitungszeit: 25 Minuten
Garzeit: ca. 20 Minuten

Eine Portion enthält:
- 646 kcal/2700 kJ
- 33 g Eiweiß
- 36 g Fett
- 48 g Kohlenhydrate
- 7 g Ballaststoffe
- 6,5 mg Zink
- 0 g Omega-3-Fettsäuren

Zutaten für zwei Personen
- 120 g Vollkorn-Bandnudeln
- ¼ Hokkaido-Kürbis (ca. 200 g)
- 1 großes Hüftsteak (ca. 180 g)
- 1 EL Rapsöl
- Salz, Pfeffer
- 1 Zweig Thymian
- ½ kleines Glas Gemüsebrühe (ca. 50 ml)
- ½ kleines Glas Milch, 1,5 % Fett (ca. 50 ml)
- ½ reife Avocado

Zubereitung

1 Nudeln in reichlich Salzwasser nach Packungsanleitung al dente garen.

2 Kürbis in Spalten schneiden, entkernen und in Stücke schneiden. Fleisch in schmale Streifen schneiden. Die Hälfte des Öls in einer Pfanne erhitzen und die Fleischstreifen bei hoher Hitze 2–3 Minuten braten. Mit Salz und Pfeffer würzen und herausnehmen.

3 Restliches Öl in Pfanne geben, erhitzen und Kürbisstücke darin anbraten. Thymian waschen, trocknen und grob hacken. Thymian, Gemüsebrühe und Milch zum Kürbis geben und 5 Minuten köcheln lassen.

4 Avocado mit einem Löffel aus der Schale lösen, Fruchtfleisch in Würfel schneiden und zum Kürbis geben.

5 Steakstreifen und abgegossene Nudeln unter die Kürbismasse geben und mit Salz und Pfeffer würzen.

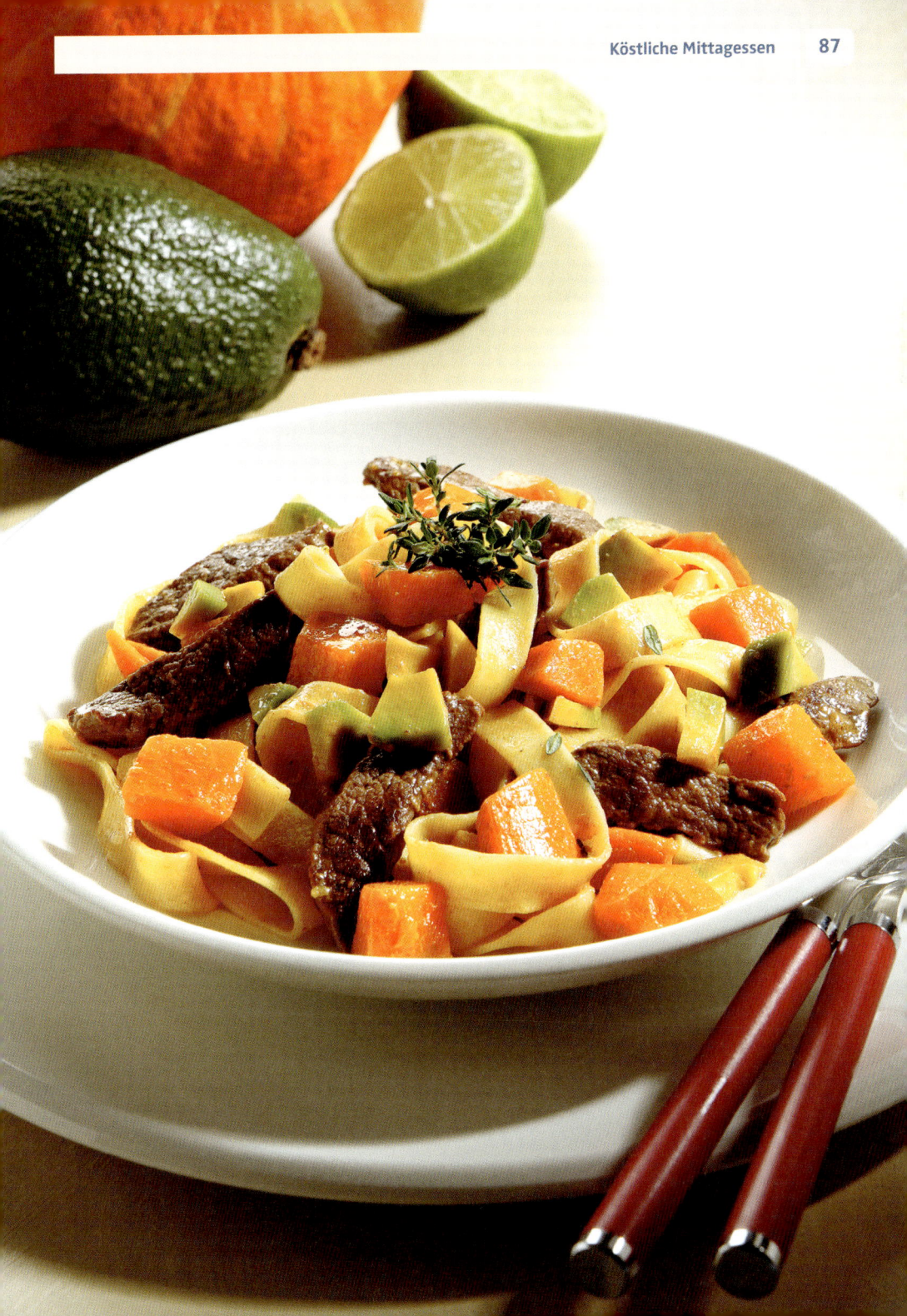

Köstliche Mittagessen 87

Schweinefilet mit Grießhaube
etwas teurer

Zubereitungszeit: 20 Minuten
Garzeit: ca. 25 Minuten

Eine Portion enthält:
421 kcal/1760 kJ
38 g Eiweiß
23 g Fett
16 g Kohlenhydrate
3 g Ballaststoffe
4,1 mg Zink
0 g Omega-3-Fettsäuren

Zutaten für zwei Personen
4 getrocknete Tomaten
1 EL Olivenöl
2 EL Weizengrieß
1 Glas Gemüsebrühe (200 ml)
1 Stück Parmesan (ca. 40 g)
Salz, Pfeffer
1 gehäufter EL gehackte Petersilie
2 Schweinefilets (à 120 g)
ca. 16 Kirschtomaten

Zubereitung

1 Getrocknete Tomaten in kleine Würfel schneiden. Hälfte des Öls in einem kleinen Topf erhitzen und die Tomatenwürfel darin andünsten. Grieß dazugeben und mit 150 ml Gemüsebrühe aufgießen. Masse aufkochen lassen und bei mittlerer Hitze 5 Minuten köcheln lassen.

2 Parmesan fein reiben und die Hälfte zusammen mit Pfeffer und Petersilie zur Grießmasse geben. Masse abkühlen lassen.

3 Backofen auf 220 °C (Ober- und Unterhitze) vorheizen.

4 Schweinefilets trocknen, mit Salz und Pfeffer würzen und im restlichen Öl ca. 1 Minute scharf von beiden Seiten anbraten. Grießmasse mit angefeuchteten Händen auf die Schweinefilets setzen und mit restlichem Parmesan bestreuen.

5 Kirschtomaten waschen, Zweig entfernen, in eine feuerfeste Auflaufform geben und mit Salz und Pfeffer würzen. Filets dazwischensetzen und mit restlicher heißer Brühe auffüllen.

6 Im Ofen ca. 15 Minuten überbacken.

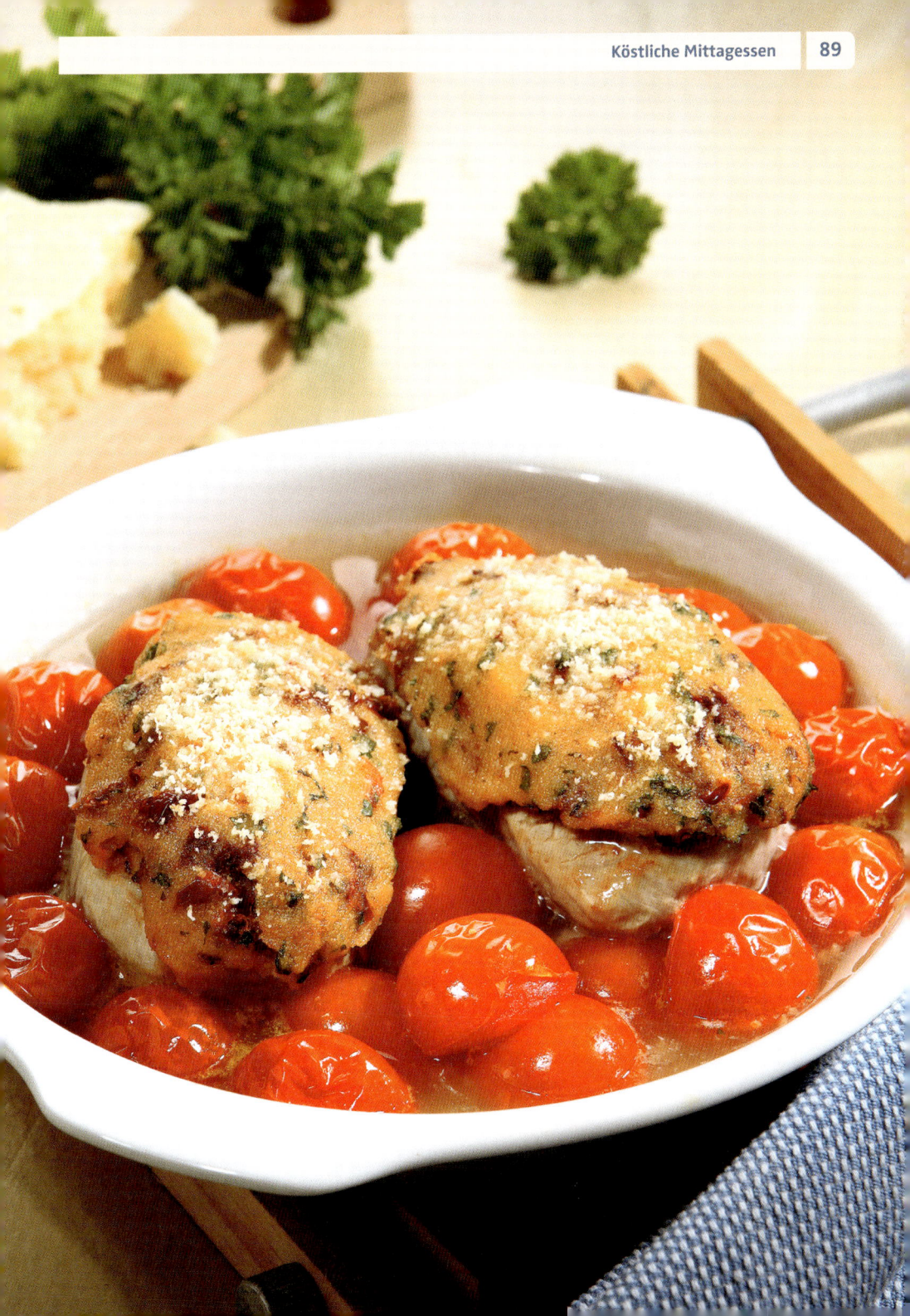

Hackbraten
etwas zeitaufwendiger

Zubereitungszeit: 10 Minuten
Garzeit: ca. 1¾ Stunden

Eine Portion enthält:

373 kcal/1559 kJ	1 g Ballaststoffe
40 g Eiweiß	4,4 mg Zink
19 g Fett	0 g Omega-3-Fettsäuren
11 g Kohlenhydrate	

Zutaten für zwei Personen
½ Brötchen (ca. 30 g)
200 g gemischtes Hackfleisch
4 gehäufte EL Magerquark
1 Ei
2 TL Senf
Salz, Pfeffer
1 TL Rapsöl

Zubereitung
1 Brötchen in kaltem Wasser einweichen.
2 Backofen auf 175 °C (Ober- und Unterhitze) vorheizen.
3 Hackfleisch, Quark, Ei, ausgedrücktes Brötchen und Senf verkneten. Masse mit Salz und Pfeffer würzen. Eine feuerfeste Auflaufform mit Öl einpinseln, die Hackmasse zu einem Braten formen und in die Form setzen. Im heißen Ofen 1½–1¾ Stunden braten.

Kartoffelgemüse
preiswert

Zubereitungszeit: 15 Minuten
Garzeit: 20 Minuten

Eine Portion enthält:

192 kcal/803 kJ	8 g Ballaststoffe
8 g Eiweiß	1,2 mg Zink
4 g Fett	0 g Omega-3-Fettsäuren
30 g Kohlenhydrate	

Zutaten für zwei Personen
4 eigroße Kartoffeln
1 Karotte
1 Stück Sellerie
1 TL Rapsöl
400 ml Gemüsebrühe
Salz, Pfeffer
1 TL geh. Petersilie

Zubereitung
1 Kartoffeln, Karotten und Sellerie waschen, schälen und in gleichgroße Würfel schneiden.
2 Öl in einem mittleren Topf erhitzen, die Gemüsewürfel darin anbraten und mit Gemüsebrühe ablöschen. Gemüse ca. 20 Minuten bei mittlerer Hitze köcheln lassen und mit Gewürzen und Petersilie würzen.

Tomaten-Mozzarella-Reis
gelingt leicht

Zubereitungszeit: 15 Minuten
Garzeit: 25 Minuten

Eine Portion enthält:
432 kcal/1806 kJ
15 g Eiweiß
16 g Fett
57 g Kohlenhydrate
2 g Ballaststoffe
2,1 mg Zink
0 g Omega-3-Fettsäuren

Zutaten für zwei Personen
500 ml Gemüsefond
1 EL Olivenöl
150 g Risottoreis
2 EL Tomatenmark
½ Mozzarella-Kugel
Salz, Pfeffer
1 Prise Zucker
1 EL Balsamicoessig

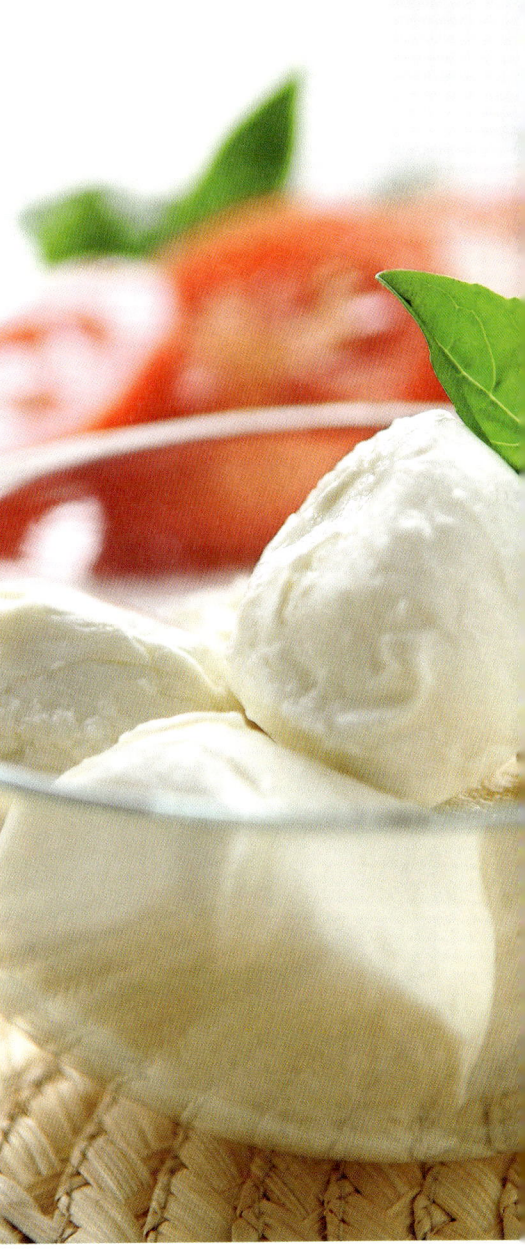

Zubereitung
1 Gemüsebrühe zum Kochen bringen. Öl in einem kleinen Topf erhitzen und den Reis glasig dünsten. Tomatenmark unterrühren und ein Viertel der Brühe angießen. Reis unter Rühren bei mittlerer Hitze ca. 20 Minuten garen, nach und nach die restliche heiße Brühe zugießen.
2 Mozzarella in Würfel schneiden und unter den Reis rühren, bis sie schmelzen. Mit Salz, Pfeffer, Zucker und Balsamicoessig abschmecken.

Hähnchenlasagne mit Spinat
preiswert

Zubereitungszeit: 30 Minuten
Garzeit: ca. 40 Minuten

Eine Portion enthält:
- 564 kcal/2358 kJ
- 41 g Eiweiß
- 24 g Fett
- 45 g Kohlenhydrate
- 7 g Ballaststoffe
- 3,3 mg Zink
- 0 g Omega-3-Fettsäuren

Zutaten für zwei Personen
- ¼ Grillhähnchen (fertig vom Imbiss)
- 250 g Spinat, tiefgekühlt
- 1 EL Rapsöl
- 1 EL Vollkornmehl
- 1 kleine Tasse Milch, 1,5 % Fett (ca. 150 ml)
- Salz, Pfeffer
- Muskat
- ½ TL Rapsöl (zum Fetten der Form)
- 6 Lasagneplatten
- 50 g geriebener Parmesan

Zubereitung
1 Fleisch vom Grillhähnchen ablösen und Spinat auftauen lassen.
2 Öl in einem kleinen Topf erhitzen und das Mehl dazugeben, schwach bräunen lassen und mit etwas Milch angießen. Mit einem Schneebesen glatt rühren und unter ständigem Rühren restliche Milch dazugießen. Bechamelsoße mit Salz, Pfeffer und Muskatnuss würzen.
3 Hähnchenfleisch zur Soße geben.
4 Backofen auf 200 °C (Ober- und Unterhitze) vorheizen. Eine Auflaufform mit Öl ausfetten, den Boden mit ¼ der Hähnchenmischung bedecken. 3 Lasagneplatten darauf legen. Die Hälfte der Spinatmasse und ¼ der Hähnchenmasse darauf verteilen. Restliche Lasagneplatten, Spinat und Hähnchenmasse einschichten und den Parmesan darüberstreuen.
5 Im Ofen ca. 30–35 Min. backen.

Köstliche Mittagessen | 93

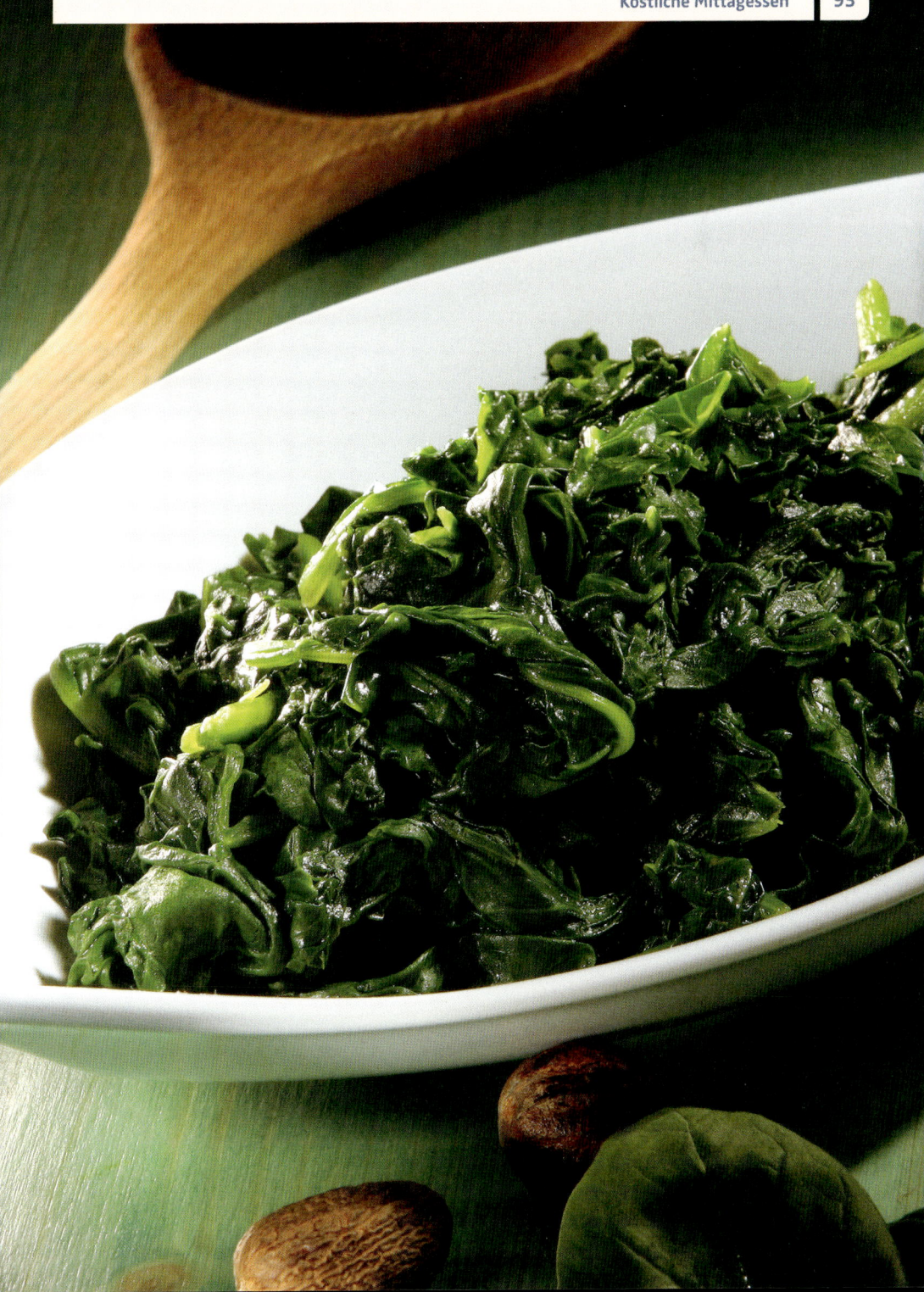

Kürbisspaghetti

preiswert

Zubereitungszeit: 15 Minuten
Garzeit: ca. 18 Minuten

Eine Portion enthält:
447 kcal/1869 kJ
20 g Eiweiß
20 g Fett
44 g Kohlenhydrate
7 g Ballaststoffe
3,1 mg Zink
0 g Omega-3-Fettsäuren

Zutaten für zwei Personen
100 g Hartweizen- oder Vollkornspaghetti
½ kleiner Spaghettikürbis (ca. 500 g)
1 Scheibe gekochter Schinken
½ Bund Petersilie
1 EL Olivenöl
1 Stück Bergkäse, 45 % Fett i. Tr. (ca. 60 g)
Salz, Pfeffer
½ EL weißer Balsamicoessig

Zubereitung

1 Spaghetti nach Packungsanweisung in reichlich Salzwasser al dente garen.

2 Kürbis schälen, entkernen und das Fruchtfleisch auf einem Gemüsehobel fein reiben. Schinken in schmale Streifen schneiden. Petersilie waschen, trocknen und die Blättchen fein hacken.

3 Öl in einem Topf erhitzen, den Kürbis und den Schinken darin andünsten. Etwas Nudelwasser dazugießen und ca. 10 Minuten weich dünsten.

4 Käse fein reiben. Kürbis mit Salz, Pfeffer und Essig würzen. Petersilie und abgetropfte Spaghetti untermengen und mit Käse bestreut servieren.

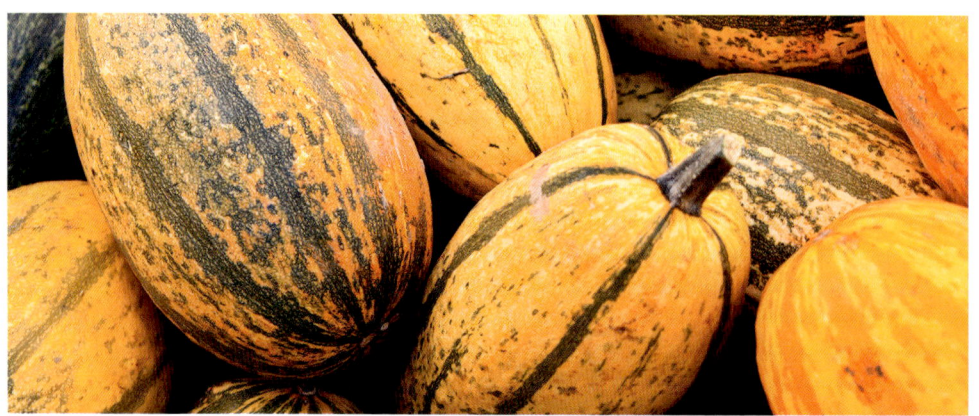

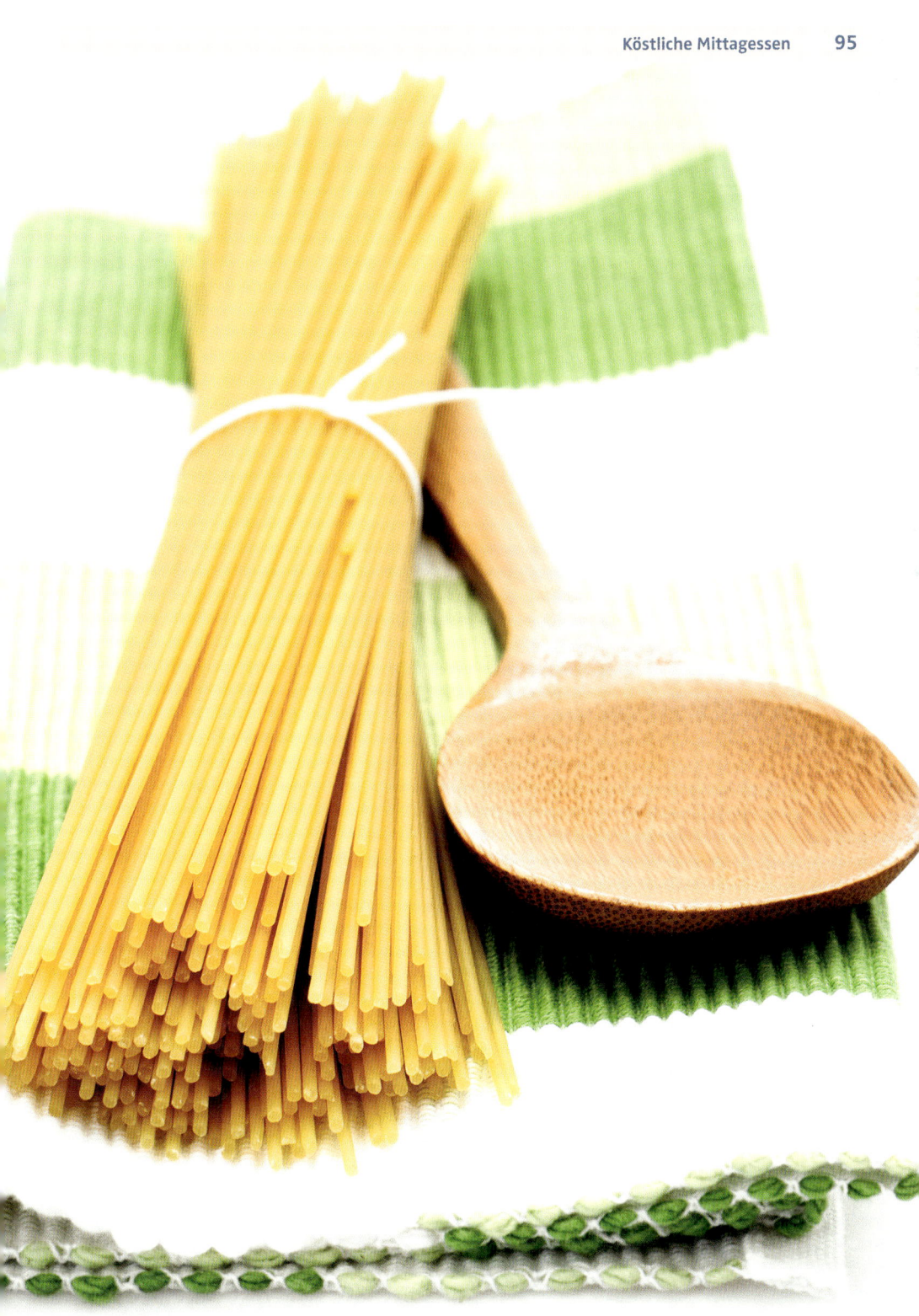

Couscous mit Zimtaroma
exotisch

Zubereitungszeit: 5 Minuten
Garzeit: 4 Minuten

Eine Portion enthält:
392 kcal/1639 kJ	7 g Ballaststoffe
10 g Eiweiß	1,0 mg Zink
6 g Fett	0 g Omega-3-Fett-
75 g Kohlenhydrate	säuren

Zutaten für zwei Personen
- 5 Datteln
- ¼ TL Zimt
- 2 TL Olivenöl
- 150 g Couscous
- 6 EL Apfelsaft
- Salz, Pfeffer
- gem. Kreuzkümmel
- Kardamom

Zubereitung
1 Datteln in schmale Streifen schneiden. Zimt und 150 ml Wasser aufkochen lassen, Öl und Couscous zugeben und bei ausgeschalteter Herdplatte ca. 4 Minuten zugedeckt quellen lassen.
2 Apfelsaft und Gewürze zugeben und gut nochmals gut vermengen.

TIPPS UND HINWEISE

Reste lassen sich auch zu einem leckeren Salat weiterverarbeiten. Schneiden Sie z. B. frische Tomaten in kleine Würfel und geben zusammen mit den Tomaten noch etwas Essig und Öl zum Couscous. So erhalten Sie einen schmackhaften Salat als Beilage zum Abendessen.

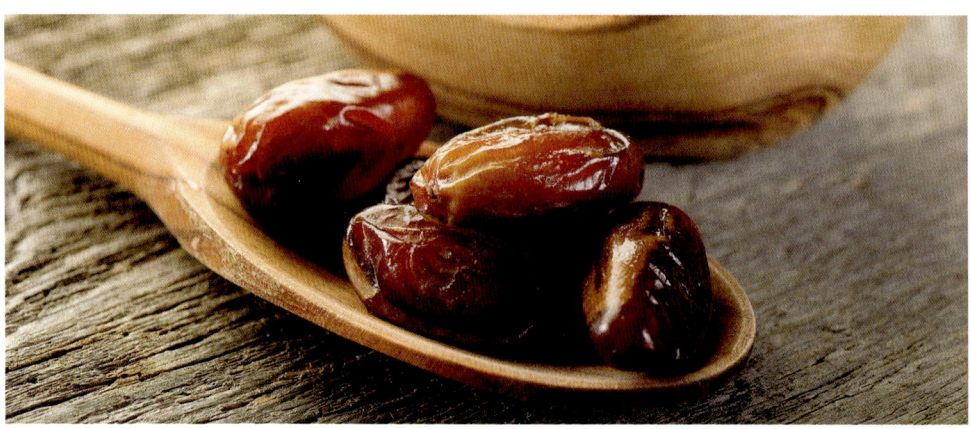

Gebackene Petersilienwurzel

gelingt leicht

Zubereitungszeit: 10 Minuten
Garzeit: ca. 40 Minuten

Eine Portion enthält:
- 238 kcal/995 kJ
- 4 g Eiweiß
- 16 g Fett
- 21 g Kohlenhydrate
- 9 g Ballaststoffe
- 0,8 mg Zink
- 0 g Omega-3-Fettsäuren

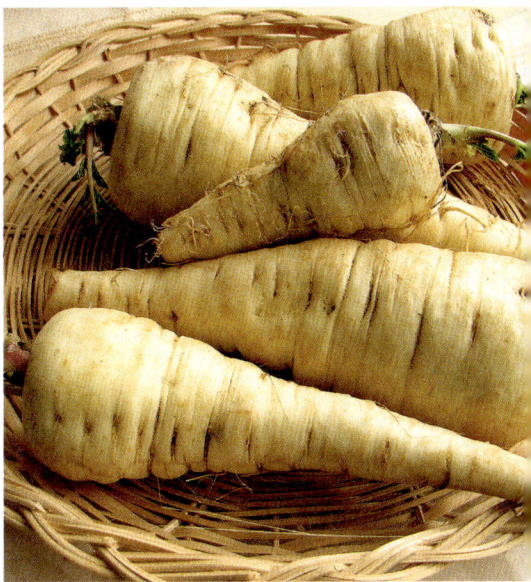

Zutaten für zwei Personen

- 400 g Petersilienwurzeln
- 5 Zweige Thymian
- 2 EL Ahornsirup
- 2 EL Olivenöl
- Salz, Pfeffer
- 1 EL weißer Balsamicoessig

Zubereitung

1 Backofen auf 200 °C (Ober- und Unterhitze) vorheizen.

2 Petersilienwurzeln gründlich waschen, putzen und schälen. Thymian waschen, trocknen, Blättchen abzupfen und fein hacken. Ahornsirup mit Öl, Salz, Pfeffer und Thymian mischen. Petersilienwurzeln auf ein Backblech verteilen und mit Marinade beträufeln.

3 Im Ofen ca. 35–40 Minuten backen, ab und zu wenden und mit Marinade begießen. Vor dem Servieren mit Essig beträufeln.

TIPPS UND HINWEISE

Wer Sirup nicht verträgt, kann stattdessen auch etwas flüssigen Süßstoff verwenden.

Gratinierter Stangenspargel mit Schinken

etwas teurer

Zubereitungszeit: 15 Minuten
Garzeit: ca. 35 Minuten

Eine Portion enthält:
392 kcal/1639 kJ
10 g Eiweiß
6 g Fett
75 g Kohlenhydrate
7 g Ballaststoffe
1,0 mg Zink
0 g Omega-3-Fettsäuren

Zutaten für zwei Personen
500 g Stangenspargel
1 l Gemüsebrühe
ca. 4 Scheiben gekochter Schinken
1 TL Rapsöl
2 Scheiben Emmentaler
2 EL Paniermehl

Zubereitung

1 Backofen auf 200 °C (Ober- und Unterhitze) vorheizen.

2 Spargel schälen und in kochender Gemüsebrühe bei mittlerer Hitze ca. 15–20 Minuten garen. Spargel abtropfen lassen, bündeln und mit Schinkenscheiben umwickeln.

3 Eine feuerfeste Auflaufform mit dem Öl einfetten und Spargelbündel in die Form legen. Emmentaler in kleine Würfel schneiden. 6 EL Gemüsebrühe angießen und Paniermehl und Emmentaler über die Spargelbündel streuen.

4 Im Ofen 10–15 Minuten überbacken.

TIPPS UND HINWEISE

Eine leckere Alternative zu Stangenspargel ist grüner Spargel, der in der Regel nicht geschält werden muss. Jedoch sollten auch bei grünem Spargel die Enden abgeschnitten werden. Grüner Spargel ist meistens schon nach 8–15 Minuten gar.

Köstliche Mittagessen

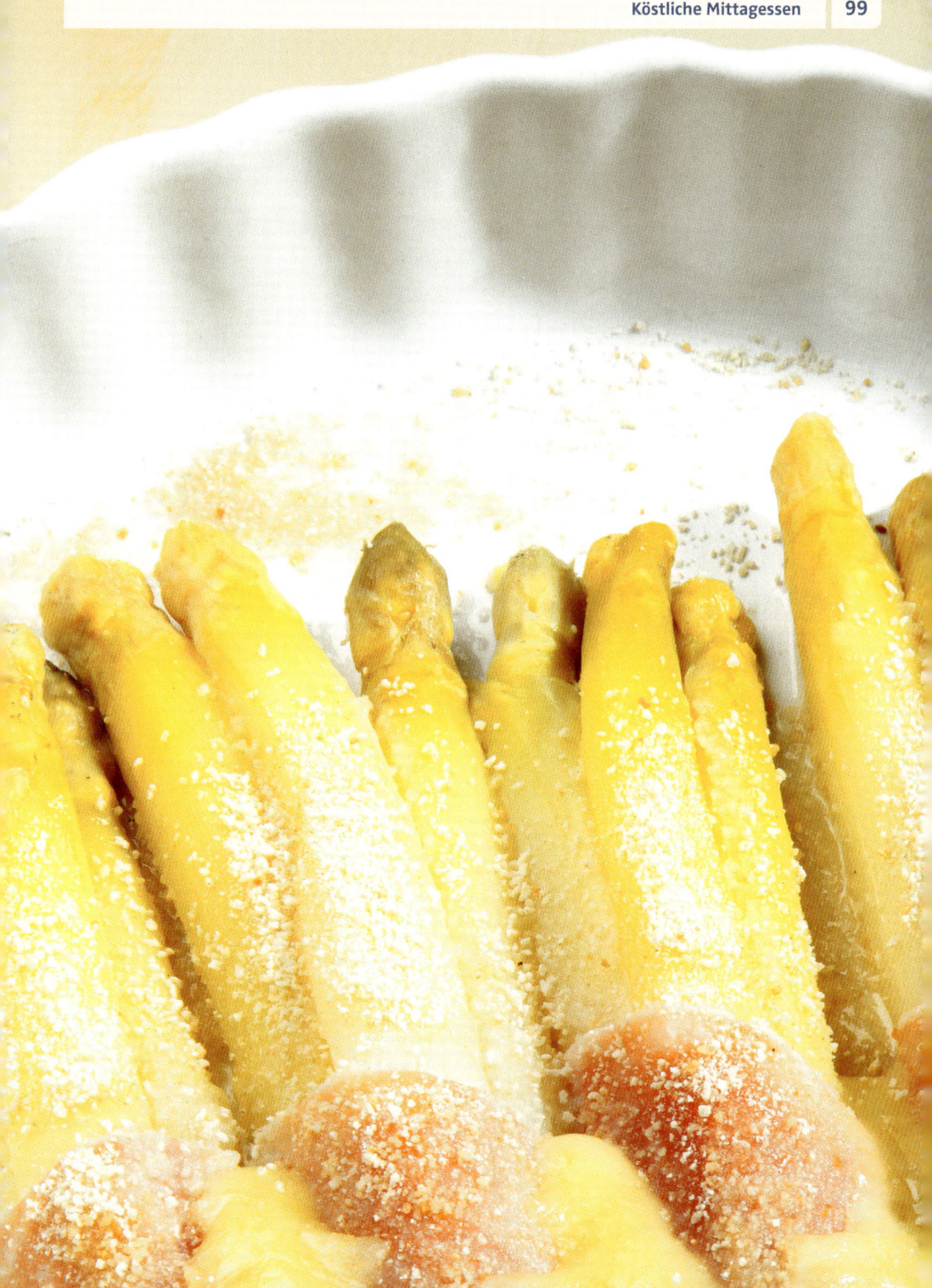

Schwarzwurzelgemüse
preiswert

Zubereitungszeit: 20 Minuten
Garzeit: ca. 25 Minuten

Eine Portion enthält:
129 kcal/539 kJ
5 g Eiweiß
6 g Fett
17 g Kohlenhydrate
9 g Ballaststoffe
0,7 mg Zink
0 g Omega-3-Fettsäuren

Zutaten für zwei Personen
400 g Schwarzwurzeln
2 EL Essig
4 EL Milch, 1,5 % Fett
2 TL Rapsöl
1 EL Mehl, Typ 405
Salz, Pfeffer
Muskatnuss

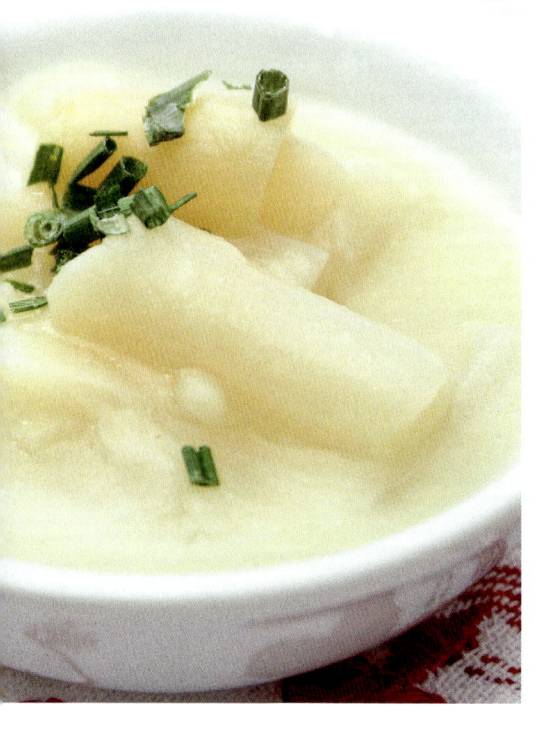

Zubereitung
1 Schwarzwurzeln unter fließendem Wasser gründlich abbürsten, schälen und sofort in Essigwasser legen. Schwarzwurzeln in ca. 5 cm lange Stücke schneiden.
2 Salzwasser mit 2 EL Milch zum Kochen bringen, Schwarzwurzeln dazugeben und zugedeckt ca. 20 Minuten kochen lassen. 4 EL Schwarzwurzelsud aufbewahren.
3 Öl in einem kleinen Topf erhitzen, Mehl darin anschwitzen, Milch angießen und mit einem Schneebesen glatt rühren. 3–4 EL Schwarzwurzelsud dazugießen und aufkochen lassen und ca. 5 Minuten köcheln lassen. Schwarzwurzeln in die Soße geben und mit Salz, Pfeffer und Muskatnuss würzen.

Blattspinat mit Feta
mediterran

Zubereitungszeit: 5 Minuten
Garzeit: ca. 10 Minuten

Eine Portion enthält:
- 214 kcal/895 kJ
- 13 g Eiweiß
- 16 g Fett
- 5 g Kohlenhydrate
- 5 g Ballaststoffe
- 2,1 mg Zink
- 0 g Omega-3-Fettsäuren

Zutaten für zwei Personen
400 g Blattspinat, tiefgekühlt
1 EL Olivenöl
½ kleine Tasse Kondensmilch, 4 % Fett (ca. 60 ml)
½ kleine Tasse Gemüsebrühe (ca. 60 ml)
Salz, Pfeffer
1 Stück Feta (60 g)

Zubereitung
1 Blattspinat antauen lassen. Öl in einem kleinen Topf erhitzen, Spinat, Kondensmilch und Gemüsebrühe dazugeben und bei schwacher Hitze ca. 10 Minuten auftauen lassen.

2 Spinat mit Pfeffer und etwas Salz würzen, Feta zerbröseln und unter den Spinat mischen.

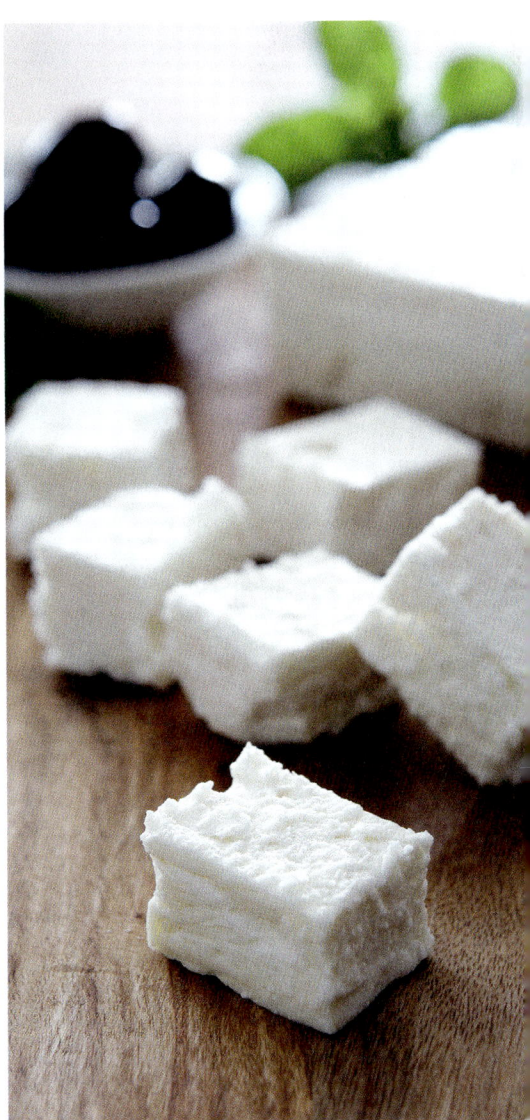

LEICHTE ABENDESSEN

Frühlingssalat
gelingt leicht

Zubereitungszeit: 20 Minuten

Eine Portion enthält:

40 kcal/167 kJ	3 g Ballaststoffe
3 g Eiweiß	0,6 mg Zink
1 g Fett	0 g Omega-3-Fett-
5 g Kohlenhydrate	säuren

Zutaten für zwei Personen
1 kleiner Kopf Blattsalat (z. B. Kopf-, Rucola- oder Radicchiosalat)
1 mittlere Karotte
2 Tomaten

Dressing:
2 EL Naturjoghurt, 1,5 % Fett
1 EL Essig
1 TL Senf
Salz, Pfeffer
½ kleiner Bund frische Kräuter (z. B. Petersilie, Dill, Kerbel)

Zubereitung
1 Blattsalat waschen, putzen und in mundgerechte Stücke zerteilen. Karotte waschen, schälen und in schmale Stifte schneiden. Tomaten waschen, trocknen, halbieren, Strunk herausschneiden und Tomatenhälften in schmale Stücke schneiden.

2 Aus Joghurt, Essig, Senf und Gewürzen ein Dressing herstellen. Kräuter waschen, trocknen, Blättchen fein hacken und unter das Dressing rühren.

3 Salatzutaten auf einem großen Teller anrichten und mit Dressing beträufeln.

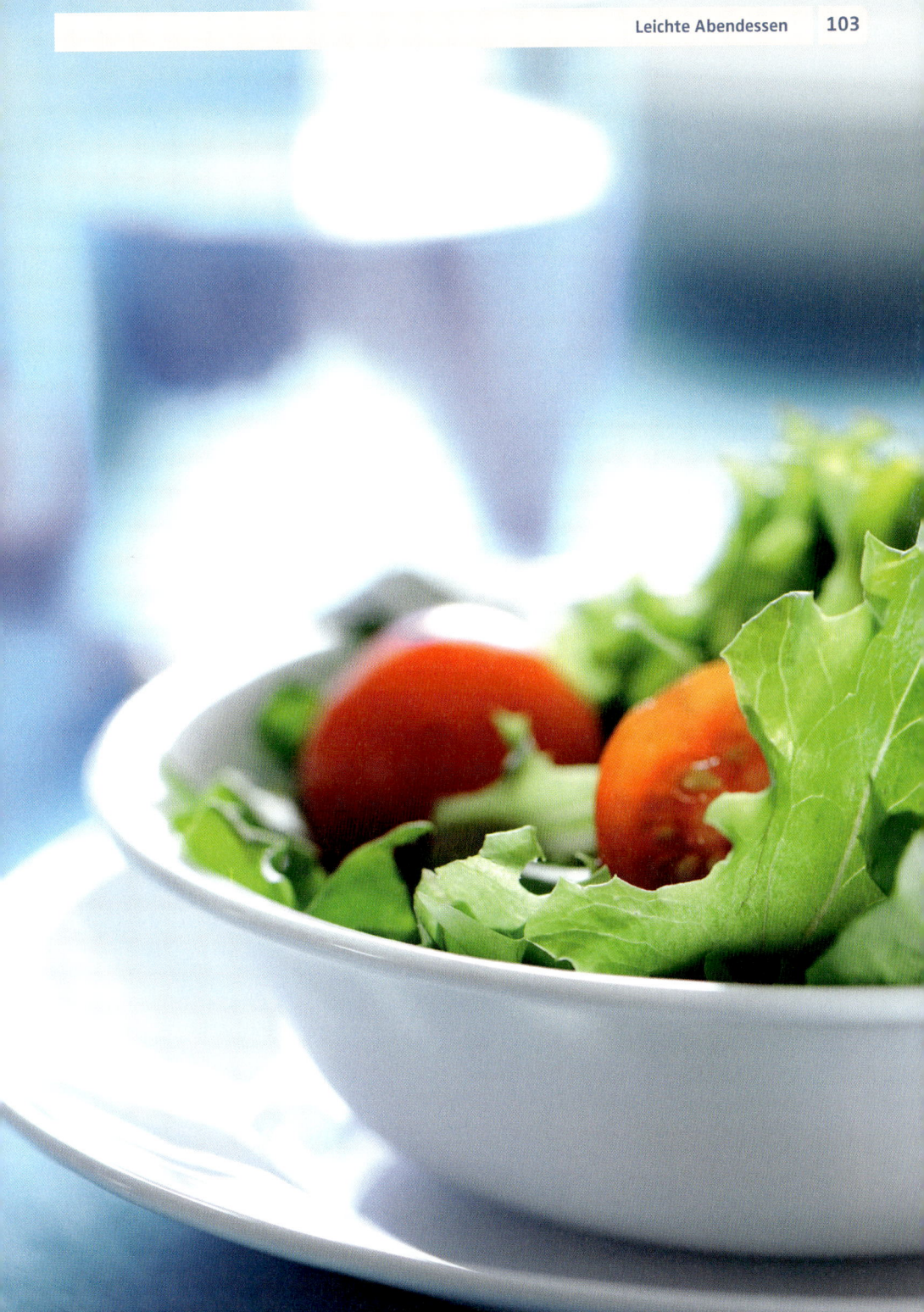

Sellerie-Apfel-Salat
preiswert

Zubereitungszeit: 15 Minuten

Eine Portion enthält:
- 130 kcal/543 kJ
- 2 g Eiweiß
- 9 g Fett
- 10 g Kohlenhydrate
- 4 g Ballaststoffe
- 0,2 mg Zink
- 0 g Omega-3-Fettsäuren

Zutaten für zwei Personen
- 1 Apfel
- 1 TL Zitronensaft
- 4 Stangen Staudensellerie
- 2 EL Kresse

Für das Dressing:
- 1 EL Essig
- 1 EL Olivenöl
- Salz, Pfeffer

Zubereitung
1 Apfel waschen, halbieren, entkernen und Fruchtfleisch in kleine Würfel schneiden. Sofort mit 1 EL Zitronensaft beträufeln.

2 Selleriestangen waschen, putzen und in schmale Scheiben schneiden. Kresse waschen und trocknen.

3 Aus Essig, Öl, Salz und Pfeffer ein Dressing herstellen. Salatzutaten, Kresse und Dressing miteinander verrühren.

Farfalle-Salat mit Lachs
gelingt leicht

Zubereitungszeit: 30 Minuten
Marinierzeit: 30 Minuten
Garzeit: ca. 15 Minuten

Eine Portion enthält:
- 603 kcal/2521 kJ
- 30 g Eiweiß
- 33 g Fett
- 46 g Kohlenhydrate
- 4 g Ballaststoffe
- 2,7 mg Zink
- 0,6 g Omega-3-Fettsäuren

Zutaten für zwei Personen
- 120 g Farfalle
- ½ Becher Naturjoghurt, 1,5 % Fett
- 2 EL saure Sahne, 10 % Fett
- Salz, Pfeffer
- 1 TL Senf
- 1 EL Essig
- 1 TL Olivenöl
- ½ Bund Basilikum
- 1 Schale Cocktailtomaten
- ½ Kugel Mozzarella
- 1 Lachsfilet (ca. 120 g)
- 1 EL Olivenöl

Zubereitung

1 Nudeln in reichlich Salzwasser nach Packungsanleitung al dente garen.

2 Aus Joghurt, sauer Sahne, Salz, Pfeffer, Senf, Essig und Öl ein Dressing herstellen. Basilikum waschen, trocknen und in schmale Streifen schneiden.

3 Tomaten waschen, trocknen und in Viertel schneiden. Mozzarella in kleine Würfel schneiden. Tomaten, Mozzarella und Dressing mit den gut abgetropften Nudeln vermischen und ca. 30 Minuten ziehen lassen.

4 Lachs waschen, trocknen und in Würfel schneiden. Öl in einer beschichteten Pfanne erhitzen, Lachswürfel darin scharf anbraten, Hitze reduzieren und ca. 2 Minuten weiter braten. Mit Salz und Pfeffer würzen.

4 Lachswürfel und Basilikumstreifen über den Nudelsalat geben und sofort servieren.

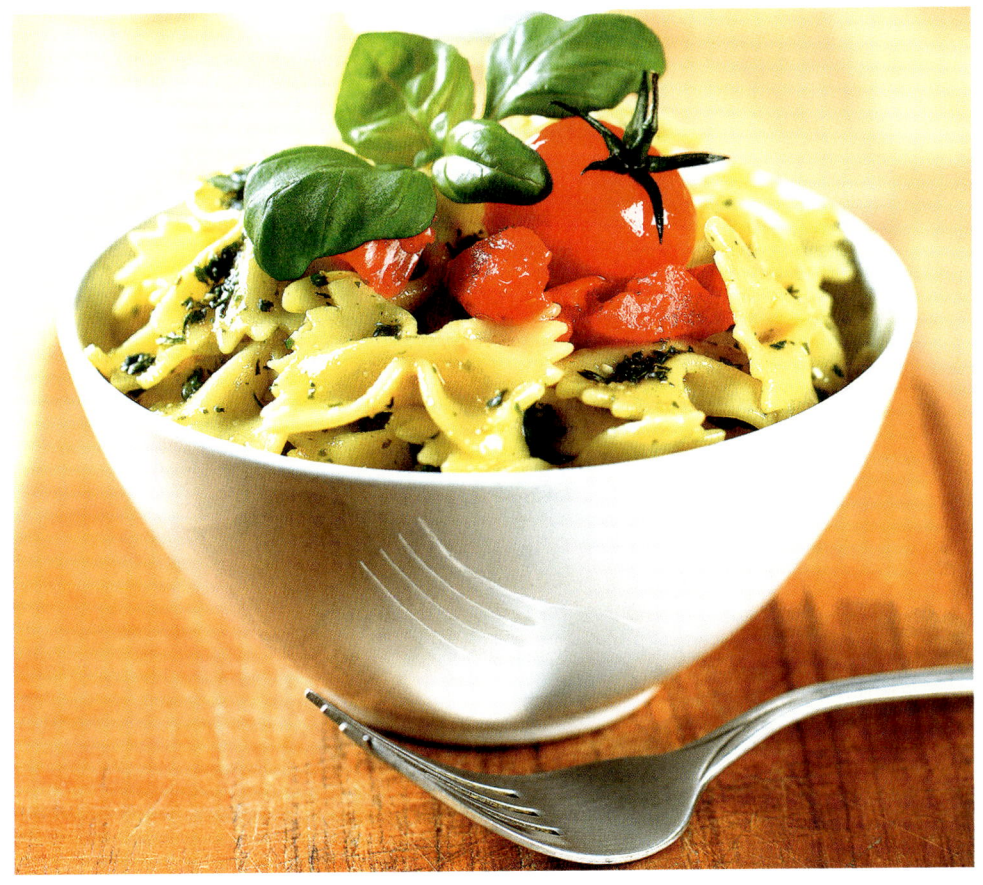

Roter Heringssalat
gut vorzubereiten

Zubereitungszeit: 15 Minuten
Marinierzeit: 1 Stunde

Eine Portion enthält:
- 290 kcal/1212 kJ
- 16 g Eiweiß
- 20 g Fett
- 11 g Kohlenhydrate
- 2 g Ballaststoffe
- 1,2 mg Zink
- 1,5 g Omega-3-Fettsäuren

Zutaten für zwei Personen
- 2 Heringsfilets (à ca. 75 g)
- 2 EL Rote Bete, aus dem Glas
- 2 Gewürzgurken
- 1 mittlerer Apfel
- 1 TL Zitronensaft

Dressing:
- 2 EL Naturjoghurt, 1,5 % Fett
- 2 EL saure Sahne, 10 % Fett
- Salz, Pfeffer
- 1 TL gehackter Dill

Zubereitung

1 Heringsfilet waschen, trocknen und in Stücke schneiden. Rote Bete und Gewürzgurken abtropfen lassen (etwas Gurkenwasser auffangen) und ebenfalls in Stücke schneiden. Apfel waschen, trocknen, halbieren, Kerngehäuse entfernen und Apfelhälften in Würfel schneiden. Sofort mit dem Zitronensaft beträufeln.

2 Aus Joghurt, saurer Sahne, Gewürzen und Kräutern ein Dressing herstellen. Falls gewünscht, etwas Gurkensud dazugeben und unterrühren. Dill und restliche Salatzutaten unter das Dressing rühren und ca. 1 Stunde marinieren lassen.

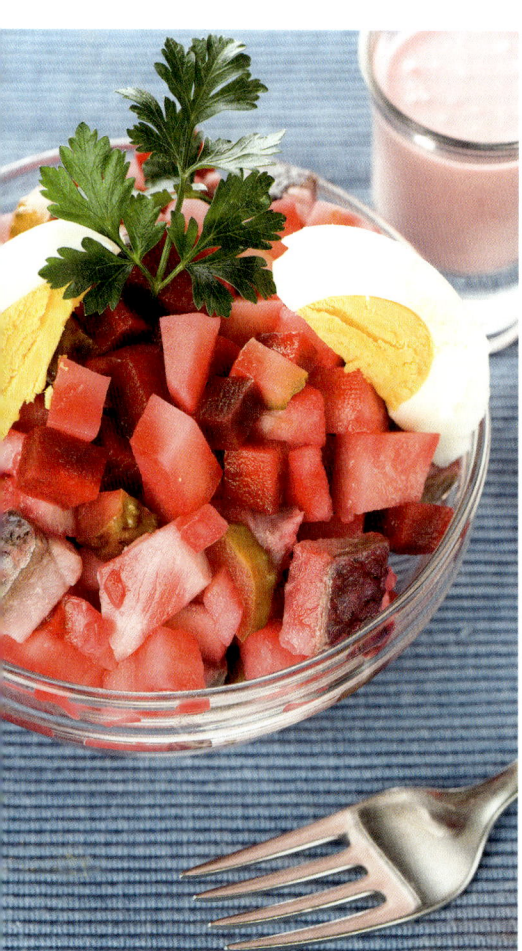

Thunfischaufstrich
gut vorzubereiten

Zubereitungszeit: 5 Minuten

Eine Portion enthält:
236 kcal/987 kJ
12 g Eiweiß
21 g Fett
1 g Kohlenhydrate
0 g Ballaststoffe
0,5 mg Zink
1,8 g Omega-3-Fettsäuren

Zutaten für zwei Personen
4 EL Thunfisch, aus der Dose
2 EL Naturjoghurt, 1,5 % Fett
2 EL saure Sahne
Salz, Pfeffer
1 TL Basilikumstreifen

Zubereitung
1 Thunfisch abtropfen lassen (Sud auffangen) und mit Joghurt und saurer Sahne mit einem Pürierstab fein mixen.
2 Mit Salz, Pfeffer und Basilikum abschmecken. Falls der Aufstrich zu fest ist, noch etwas Thunfischsud zugeben.

Fruchtiger Käseaufstrich
preiswert

Zubereitungszeit: 10 Minuten

Eine Portion enthält:
98 kcal/410 kJ
7 g Eiweiß
5 g Fett
6 g Kohlenhydrate
1 g Ballaststoffe
1,0 mg Zink
0 g Omega-3-Fettsäuren

Zutaten für zwei Personen
1 kleines Stück Blauschimmelkäse, 50 % Fett i. Tr. (30 g)
2 gehäufte EL Magerquark
2 EL Birne, aus der Dose
Salz, Pfeffer

Zubereitung
1 Blauschimmelkäse mit einer Gabel zerdrücken und mit dem Quark zu einer homogenen Masse verrühren.
2 Birne abtropfen lassen und in kleine Würfel schneiden. Birnenwürfel unter die Käse-Quark-Masse rühren und mit Salz und Pfeffer würzen.

TIPPS UND HINWEISE

Wer Birnen nicht verträgt, kann z. B. auch Apfelkompott als süße Zutat im Aufstrich verwenden.

Garnelen-Hüttenkäse-Aufstrich

geht schnell

Zubereitungszeit: 10 Minuten

Eine Portion enthält:

135 kcal/564 kJ	0 g Ballaststoffe
12 g Eiweiß	0,8 mg Zink
9 g Fett	0 g Omega-3-Fettsäuren
2 g Kohlenhydrate	

Zutaten für zwei Personen

2 gehäufte EL Hüttenkäse
2 gehäufte EL Frischkäse, fettreduziert
4 EL Krabben
1 TL gehackter Dill
Salz, Pfeffer

Zubereitung

Hüttenkäse und Frischkäse glatt rühren. Krabben in feine Stücke schneiden und mit Dill unter die Hüttenkäsemasse rühren. Aufstrich mit Salz und Pfeffer würzen.

Tomatenaufstrich

preiswert

Zubereitungszeit: 5 Minuten

Eine Portion enthält:

99 kcal/414 kJ	0 g Ballaststoffe
7 g Eiweiß	0,2 mg Zink
7 g Fett	0 g Omega-3-Fettsäuren
3 g Kohlenhydrate	

Zutaten für zwei Personen

2 gehäufte EL Frischkäse, fettreduziert
2 EL Naturjoghurt, 1,5 % Fett
1 kleine Tomate
4 Blätter Basilikum
Salz, Pfeffer

Zubereitung

1 Frischkäse und Joghurt glatt rühren. Tomate waschen, trocknen, halbieren, Strunk herausschneiden und Tomatenhälften in Würfel schneiden.

2 Tomatenwürfel zusammen mit dem in Streifen geschnittenen Basilikum unter die Frischkäse-Joghurt-Masse rühren und mit Salz und Pfeffer würzen.

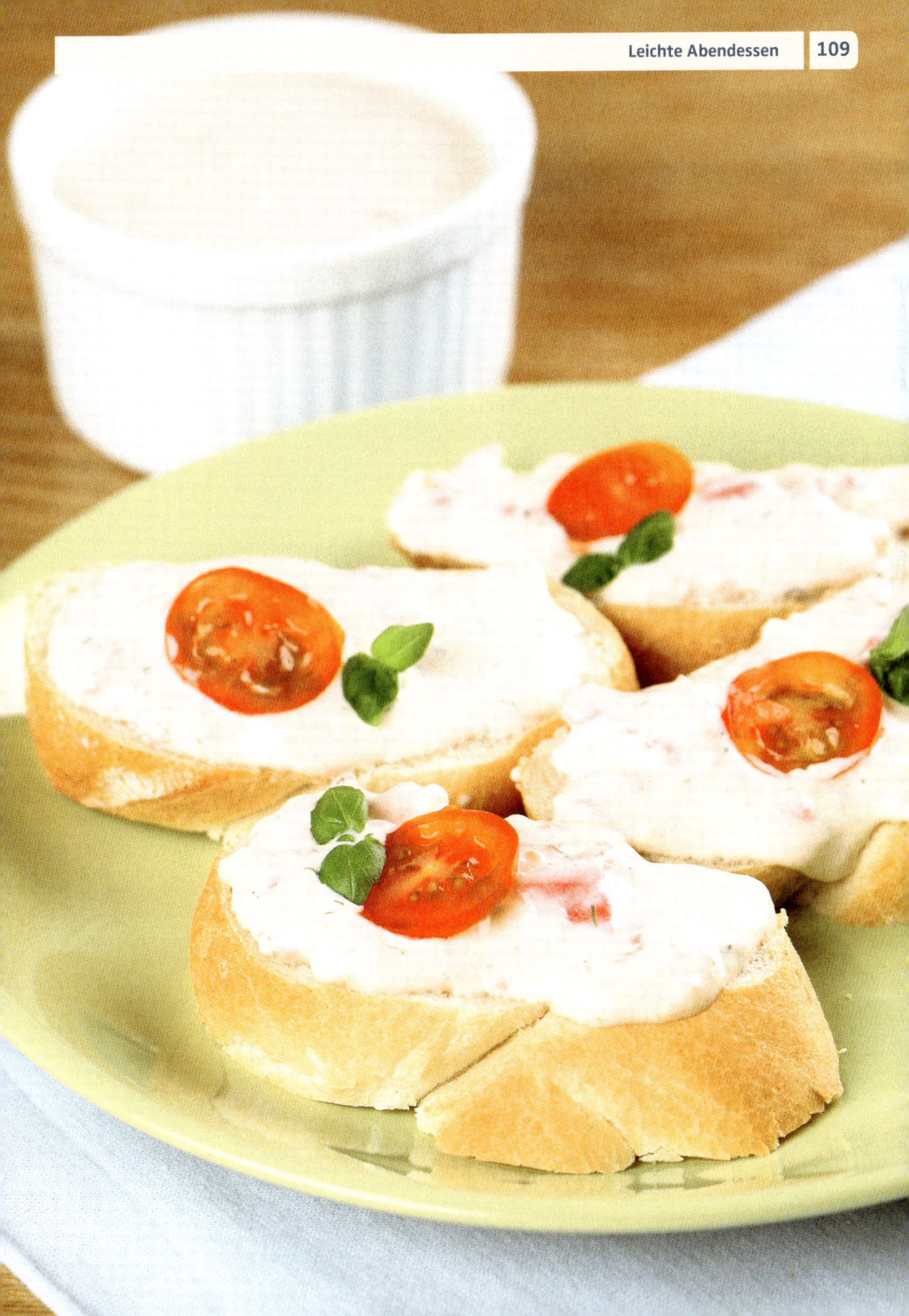

Gefüllte Putenröllchen
Preiswert

Zubereitungszeit: 20 Minuten
Garzeit: ca. 8 Minuten

Eine Portion enthält:
233 kcal/974 kJ
20 g Eiweiß
14 g Fett
6 g Kohlenhydrate
4 g Ballaststoffe
2,3 mg Zink
0 g Omega-3-Fettsäuren

Zutaten für zwei Personen
2 Karotten
1 EL Rapsöl
Salz, Pfeffer
2 gehäufte EL Magerquark
kohlensäurehaltiges Mineralwasser
1 TL geh. Petersilie
4 Scheiben Putenbrust

Zubereitung

1 Karotten waschen, putzen, schälen und in schmale Streifen schneiden. Öl in einem kleinen Topf erhitzen und Karottenstreifen darin andünsten, etwas Wasser zugießen, mit Salz und Pfeffer würzen und ca. 5–8 Minuten garen. Karottenstreifen sollten noch etwas „Biss" haben.

2 Quark mit etwas kohlensäurehaltigem Mineralwasser mit einem Schneebesen glatt rühren, Petersilie, Salz und Pfeffer zufügen.

3 Putenbrustscheiben mit etwas abgekühlten Karottenstreifen füllen, Quark darauf verteilen und zusammengerollt sofort servieren.

TIPPS UND HINWEISE

Eine leckere Alternative zu Karotten sind Zucchinistreifen, die ebenfalls kurz angedünstet werden.

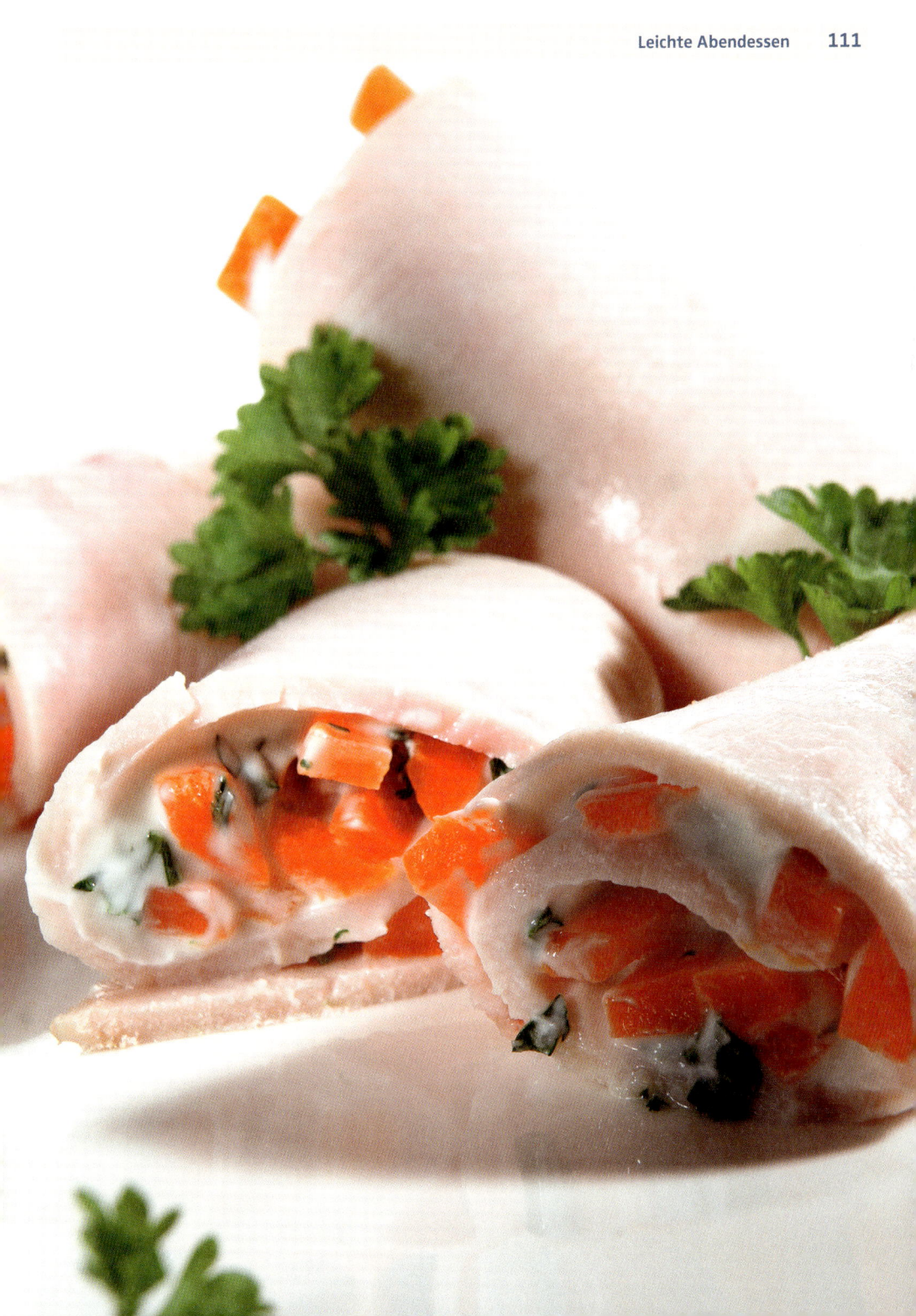

Leichte Abendessen

Mozzarella-Toast
gelingt leicht

Zubereitungszeit: 15 Minuten
Garzeit: 5–8 Minuten

Eine Portion enthält:
354 kcal/1480 kJ
19 g Eiweiß
17 g Fett
30 g Kohlenhydrate
4 g Ballaststoffe
2,4 mg Zink
0 g Omega-3-Fettsäuren

Zutaten für zwei Personen
2 Tomaten
1 Mozzarella-Kugel
4 Scheiben Vollkorntoastbrot
1 gehäufter TL Tomatenmark
Salz, Pfeffer

Zubereitung
1 Backofen auf 200 °C (Ober- und Unterhitze) vorheizen. Ein Backblech mit Backpapier belegen.
2 Tomaten waschen, trocknen, halbieren, Strunk herausschneiden und Tomaten in schmale Scheiben schneiden. Mozzarella abtropfen lassen und ebenfalls in schmale Scheiben schneiden.
3 Toastscheiben dünn mit Tomatenmark bestreichen und mit Tomaten- und Mozzarella-Scheiben belegen. Toast salzen und pfeffern und im Ofen ca. 5–8 Minuten überbacken.

Gebackener Schinken-Käse-Toast
geht schnell

Zubereitungszeit: 5 Minuten
Garzeit: 5–8 Minuten

Eine Portion enthält:
421 kcal/1760 kJ
21 g Eiweiß
25 g Fett
28 g Kohlenhydrate
3 g Ballaststoffe
2,7 mg Zink
0 g Omega-3-Fettsäuren

Zutaten für zwei Personen
4 Scheiben Vollkorntoastbrot
1 EL Frischkäse, fettreduziert
2 Scheiben Gouda, 45 % Fett
2 Scheiben gekochter Schinken
1 EL Rapsöl

Zubereitung
1 Toastscheiben kurz toasten, 2 Toastscheiben mit Frischkäse bestreichen und mit Käse- und Schinkenscheiben belegen. Restliche Toastscheiben darauflegen.
2 Öl in einer beschichteten Pfanne erhitzen und Toast darin von beiden Seiten bei mittlerer Hitze goldgelb backen.

Leichte Abendessen 113

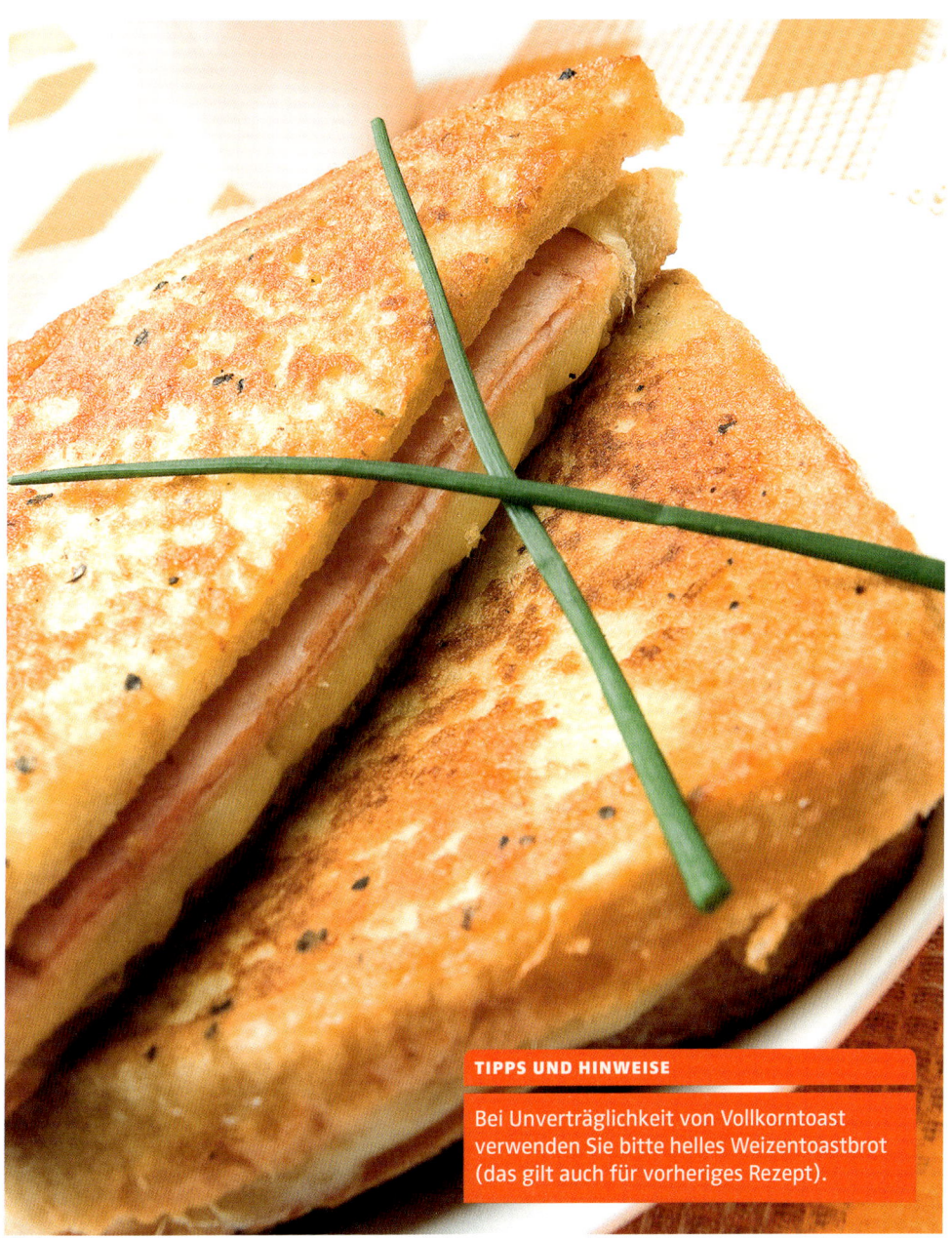

TIPPS UND HINWEISE

Bei Unverträglichkeit von Vollkorntoast verwenden Sie bitte helles Weizentoastbrot (das gilt auch für vorheriges Rezept).

Schnelles California-Wrap
geht schnell

Zubereitungszeit: 25 Minuten

Eine Portion enthält:
277 kcal/1158 kJ
22 g Eiweiß
3 g Fett
39 g Kohlenhydrate
4 g Ballaststoffe
1,8 mg Zink
0 g Omega-3-Fettsäuren

Zutaten für zwei Personen
1 Karotte
3–6 Eisbergsalatblätter
4 gehäufte EL Magerquark
kohlensäurehaltiges Mineralwasser
Salz, Pfeffer
1 Zweig Petersilie
2 Tortilla-Fladen (ca. 140 g)
2 Scheiben Putenbrust
2 EL geriebener Emmentaler, 45 % Fett i. Tr.

Zubereitung

1 Karotte waschen, schälen und in feine Streifen schneiden. Eisbergsalat waschen und in grobe Stücke zerreißen.

2 Quark mit etwas Mineralwasser glatt rühren und mit Salz und Pfeffer abschmecken. Petersilie waschen, trocknen und Blättchen fein hacken.

3 Tortilla in der Mikrowelle bei 600 Watt 30 Sekunden erhitzen, Fladen mit Quark bestreichen, gehackte Petersilie und Karottenstreifen darüberstreuen. Salatblätter und Putenbrust auf den Fladen verteilen und den Käse über die Putenbrust streuen. Fladen fest aufrollen und sofort servieren.

TIPPS UND HINWEISE

Tortilla-Fladen können Sie auch selbst backen. Sie benötigen für ca. 12 Stück:

360 g Mehl
1 TL Salz
½ TL Backpulver
80 ml Öl
240 ml heißes Wasser

Mehl, Salz und Backpulver gut vermischen. Öl hinzufügen und mit einer Gabel vermischen, bis die Mischung krümelig ist. Das heiße Wasser dazugeben und verrühren, bis ein Ball entsteht. Den Teigball in Frischhaltefolie einwickeln und etwa 30 Minuten in den Kühlschrank stellen. Dann den Teig in 12 Bällchen teilen und mit einem Nudelholz auf einer bemehlten Arbeitsfläche ausrollen. Tortillafladen einzeln in einer heißen Pfanne auf mittelstarker Hitze von jeder Seite ausbacken. Den Fladen wenden, wenn Blasen auf der ersten Seite entstehen.

Leichte Abendessen | 115

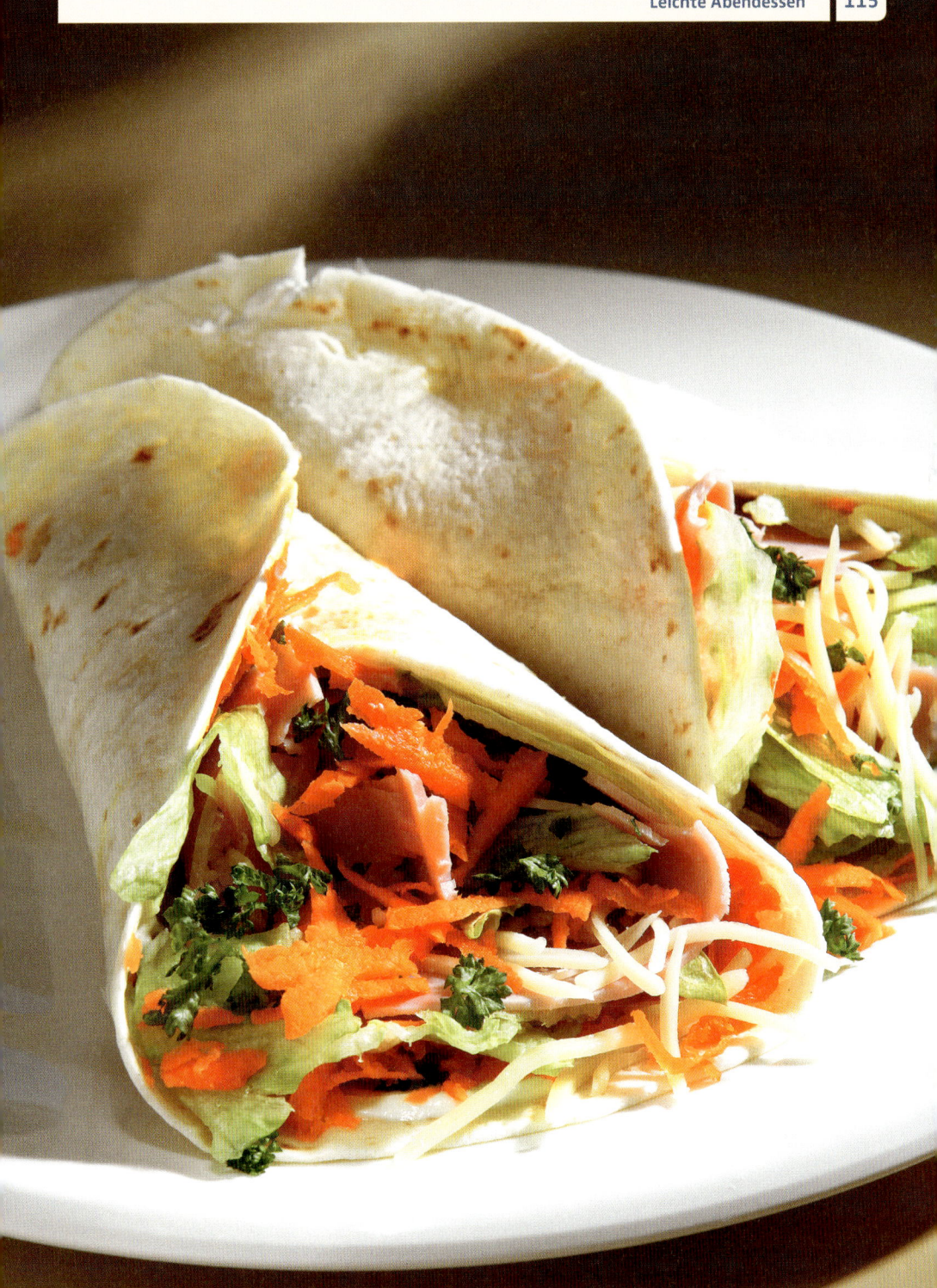

Selbstgemachtes Wrap mit Lachs-Frischkäse-Füllung
gelingt leicht

Zubereitungszeit: 25 Minuten
Ruhezeit: 30 Minuten
Garzeit: ca. 5–10 Minuten

Eine Portion enthält:

541 kcal/2261 kJ	2 g Ballaststoffe
30 g Eiweiß	2,0 mg Zink
37 g Fett	1,0 g Omega-3-Fettsäuren
23 g Kohlenhydrate	

Zutaten für zwei Personen

Für die Wraps:
1 Ei
⅛ l Milch, 1,5 % Fett
2 gut geh. EL Vollkornmehl (50 g)
Salz

Für die Füllung:
1 großes Lachsfilet (200 g)
1 TL Zitronensaft
2 Tomaten
1 EL Rapsöl
Salz, Pfeffer
2 gut gehäufte EL saure Sahne, 10 % Fett

Zubereitung

1 Aus Ei, Milch, Mehl und Salz mit den Schneebesen des Handrührgerätes einen Pfannkuchenteig herstellen und 30 Minuten ruhen lassen.

2 Lachsfilet waschen, trocknen und in Würfel schneiden, mit Zitronensaft und Salz beträufeln bzw. bestreuen. Tomaten waschen, trocknen, halbieren, Strunk herausschneiden und Tomatenhälften in schmale Stücke schneiden.

3 Die Hälfte des Öls in einer beschichteten Pfanne erhitzen und die Lachswürfel darin ca. 2–3 Minuten anbraten. Lachs zur Seite stellen und ggf. nochmals mit Salz und Pfeffer nachwürzen.

4 Restliches Öl erhitzen und aus dem Teig 4 dünne oder 2 dicke Pfannkuchen backen. Pfannkuchen mit saurer Sahne bestreichen, etwas Salz und Pfeffer darüberstreuen und Lachswürfel und Tomatenstücke auf der sauren Sahne verteilen. Pfannkuchen aufrollen und sofort servieren.

Spargelpfannkuchen
etwas zeitaufwendiger

Zubereitungszeit: 30 Minuten
Ruhezeit: ca. 40 Minuten
Garzeit: ca. 25 Minuten

Eine Portion enthält:
442 kcal/1848 kJ	5 g Ballaststoffe
25 g Eiweiß	2,8 mg Zink
26 g Fett	0 g Omega-3-Fettsäuren
25 g Kohlenhydrate	

Zutaten für zwei Personen
1 Ei
1 kleine Tasse Milch, 1,5 % Fett (ca. 100 ml)
2 gut geh. EL Vollkornmehl, z. B. Dinkel (50 g)
Salz
ca. 600 g weißer Spargel
2 Scheiben gekochter Schinken
2 EL Rapsöl
1 Zweig Petersilie

Zubereitung

1 Aus Ei, Milch, Mehl und etwas Salz einen Pfannkuchenteig herstellen und zugedeckt ca. 30–40 Minuten stehen lassen.

2 Spargel schälen, holzige Enden abschneiden und in kochendem Salzwasser ca. 10–15 Minuten köcheln lassen.

3 Schinken in kleine Würfel schneiden.

4 ½ EL Öl in einer beschichteten Pfanne erhitzen, einige Schinkenwürfel darin anbraten und die Hälfte des Pfannkuchenteiges in die Pfanne gießen. Goldbraun backen, weitere Schinkenwürfel auf den Teig geben, Pfannkuchen wenden und von der anderen Seite ebenfalls goldbraun backen. Nochmals ½ EL Öl in die Pfanne geben und restliche Schinkenwürfel und Pfannkuchenteig zu einem zweiten Pfannkuchen backen. Pfannkuchen warm stellen.

5 Restliches Öl in die Pfanne geben und die abgetropften Spargelstangen portionsweise darin anbraten. Petersilie waschen, trocknen und fein hacken. Spargelstangen mit Petersilie bestreuen und in die Pfannkuchen füllen.

Basilikum-Gnocchi
mediterran

Zubereitungszeit: 30 Minuten
Ruhezeit: 10 Minuten
Garzeit: ca. 30 Minuten

Eine Portion enthält:
510 kcal/2132 kJ	6 g Ballaststoffe
18 g Eiweiß	2,3 mg Zink
20 g Fett	0 g Omega-3-Fettsäuren
62 g Kohlenhydrate	

Zutaten für zwei Personen
- 6 eigroße Kartoffeln
- 3 EL Kartoffelmehl
- 2 Eier
- Salz, Pfeffer
- Muskatnuss
- 1 Bund Basilikum
- 1 EL Olivenöl
- 1 Stück Parmesan (ca. 30 g)

TIPPS UND HINWEISE
Zum Formen von Gnocchis können Sie auch ein Gnocchibrett verwenden. Dazu die Teigstreifen einfach über das Brett rollen.

Zubereitung

1 Kartoffeln waschen, schälen, in Würfel schneiden und in Salzwasser 20 Minuten kochen. Abgießen und sofort durch eine Kartoffelpresse drücken. Etwas abkühlen lassen und danach mit Kartoffelmehl, Eiern, Salz, Pfeffer und Muskatnuss zu einem geschmeidigen Teig verkneten. Sollte der Teig noch zu weich sein, 1–2 TL Kartoffelmehl unterkneten.

2 Kartoffelteig auf wenig Mehl zu Rollen (ca. 3 cm Durchmesser) formen. In ca. 2 cm breite Streifen schneiden und mit einem bemehlten Gabelrücken leicht eindrücken. Gnocchi ca. 10 Minuten ruhen lassen.

3 Reichlich Salzwasser in einem weiten Topf zum Kochen bringen. Gnocchi darin bei schwacher Hitze ca. 4–6 Minuten gar ziehen lassen. Herausheben und gut abtropfen lassen.

4 Basilikum waschen, trocknen und die Blättchen fein hacken.

5 Öl in einer großen Pfanne erhitzen und Gnocchi darin unter Wenden 2–3 Minuten braten. Basilikum unterrühren und mit Salz und Pfeffer würzen. Parmesan fein reiben und über die Basilikum-Gnocchi streuen.

Leichte Abendessen | 119

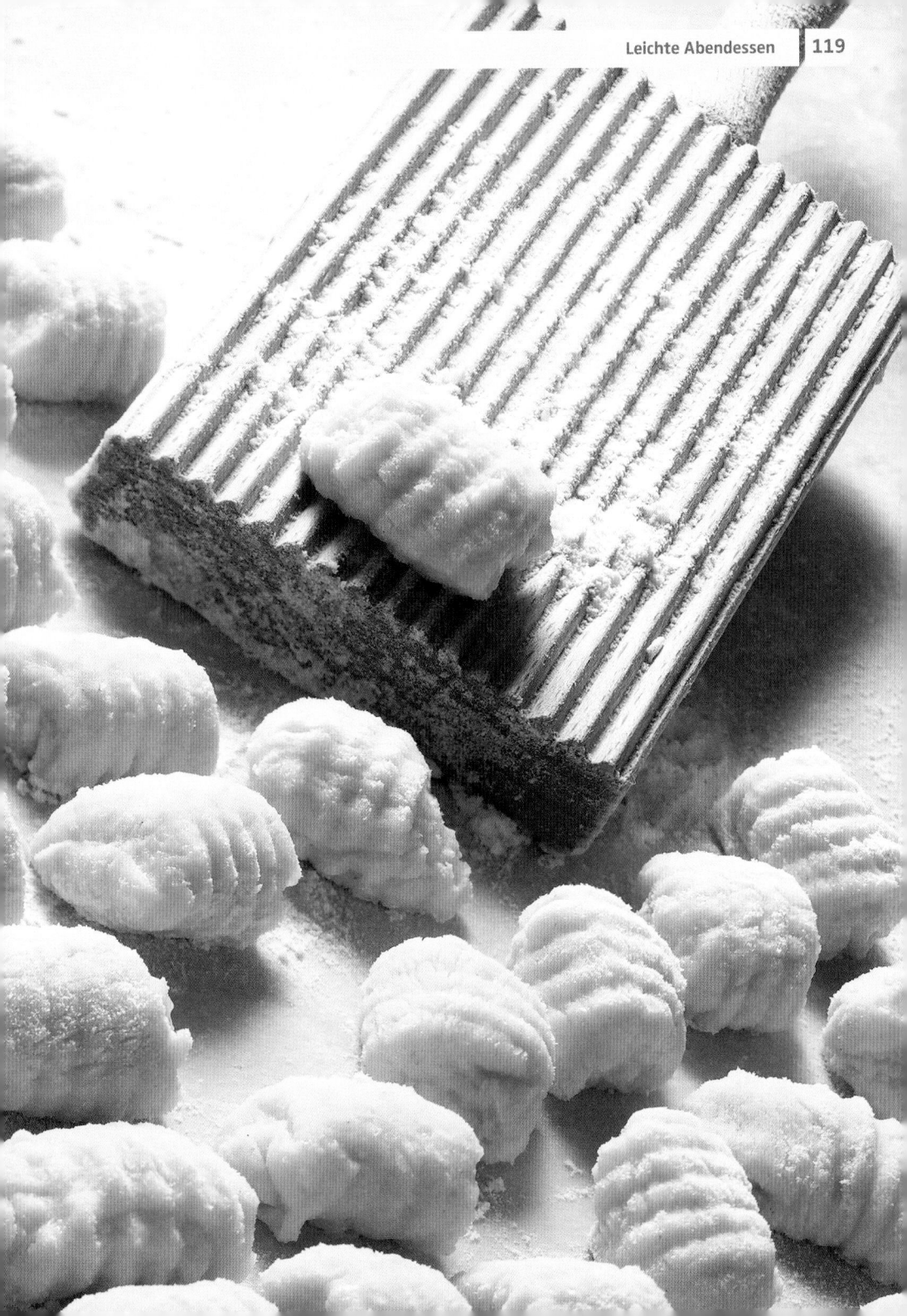

Leichtes Kartoffelgratin
etwas zeitaufwendiger

Zubereitungszeit: 15 Minuten
Garzeit: ca. 55 Minuten

Eine Portion enthält:

623 kcal/2604 kJ	6 g Ballaststoffe
32 g Eiweiß	3,8 mg Zink
34 g Fett	0 g Omega-3-Fettsäuren
45 g Kohlenhydrate	

Zutaten für zwei Personen

½ kg Kartoffeln
2 Zweige Thymian
¼ l Milch, 1,5 % Fett
4 gehäufte EL Frischkäse, fettreduziert
Salz, Pfeffer
Muskatnuss
1 TL Rapsöl (zum Einfetten der Form)
1 Stück Emmentaler, 45 % Fett i. Tr. (100 g)

Zubereitung

1 Kartoffeln schälen, waschen und in Scheiben hobeln. Thymian waschen, trocken tupfen. Frischkäse und Milch in einen Topf geben und Kartoffelscheiben in der Milch aufkochen lassen. Mit Thymian, Salz, Pfeffer und Muskatnuss ca. 10 Minuten köcheln. Thymianzweige herausnehmen.

2 Backofen auf 200 °C (Ober- und Unterhitze) vorheizen.

3 Eine Auflaufform leicht fetten und die Kartoffel-Milch-Mischung hineingeben. Mit Käse bestreuen und im Ofen 40–45 Minuten backen.

TIPPS UND HINWEISE

Servieren Sie zu dem Kartoffelgratin einen knackigen Frühlingssalat.

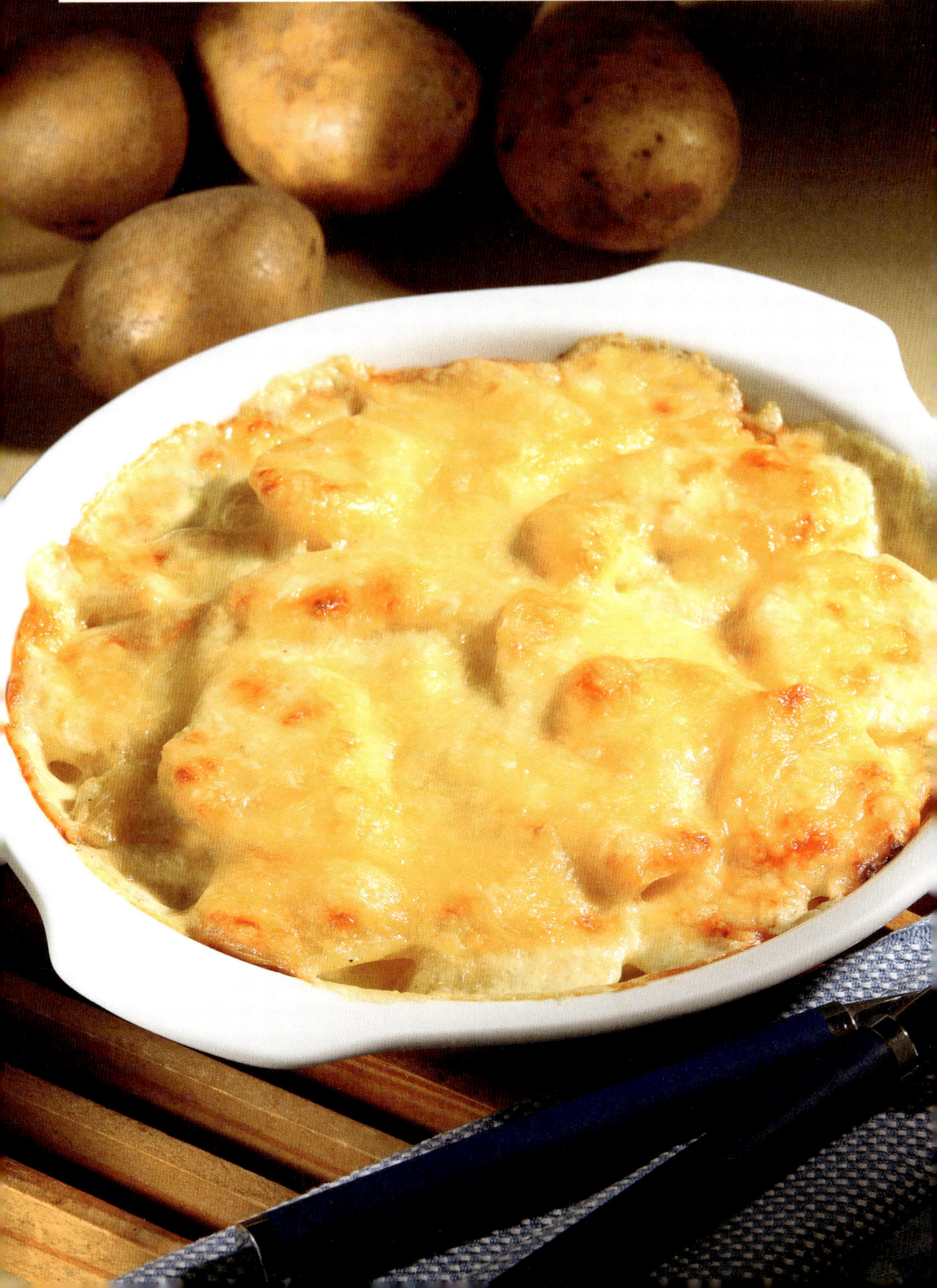

Leichte Abendessen

Basilikumcremesuppe
preiswert

Zubereitungszeit: 20 Minuten
Garzeit: ca. 10 Minuten

Eine Portion enthält:

267 kcal/1116 kJ	3 g Ballaststoffe
11 g Eiweiß	1,1 mg Zink
15 g Fett	0 g Omega-3-Fett-
21 g Kohlenhydrate	säuren

Zutaten für zwei Personen
2 eigroße Kartoffeln
1 kleiner Bund Basilikum
1 EL Olivenöl
½ l Gemüsebrühe
½ l Milch, 1,5 % Fett
Salz, Pfeffer
Muskatnuss
2 EL Frischkäse, fettreduziert

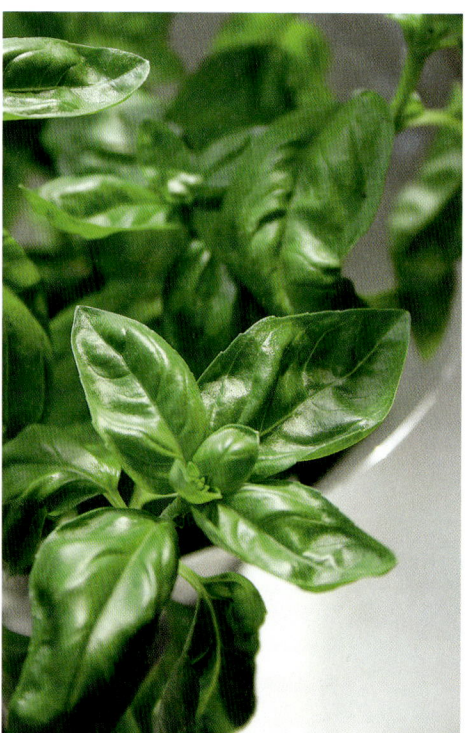

Zubereitung
1 Kartoffeln waschen, schälen und in Würfel schneiden. Basilikum waschen, trocknen und Blättchen in feine Streifen schneiden.

2 Öl in einem kleinen Topf erhitzen und Kartoffelwürfel darin kurz anschwitzen, Gemüsebrühe und Milch angießen und Suppe aufkochen lassen. Suppe ca. 10 Minuten bei mittlerer Hitze köcheln lassen und am Ende der Garzeit mit einem Pürierstab fein mixen.

3 Suppe mit Salz, Pfeffer und Muskatnuss würzen. Frischkäse und Basilikum unterrühren und gleich servieren.

Leichte Abendessen

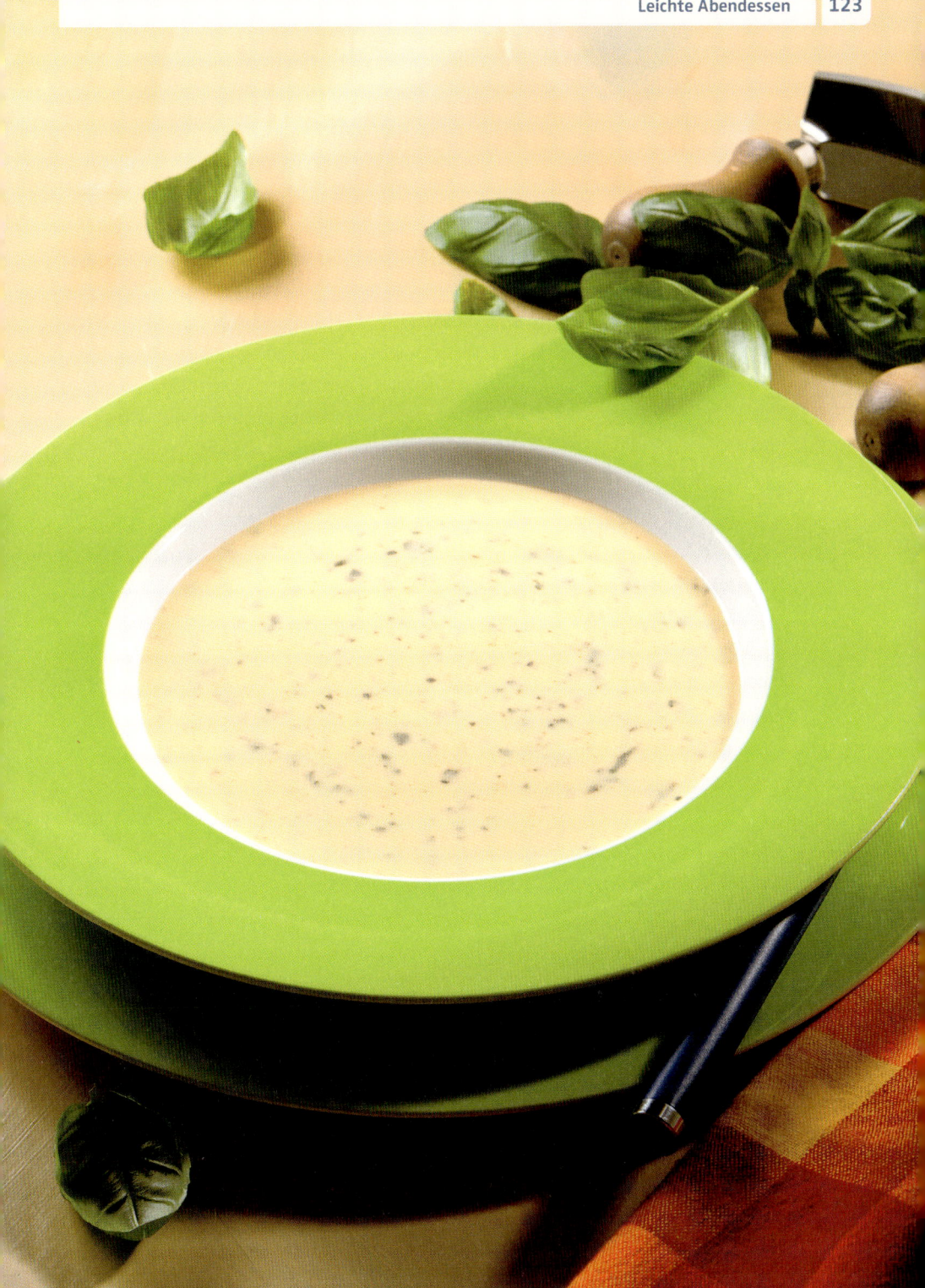

Exotische Karottensuppe
gelingt leicht

Zubereitungszeit: 15 Minuten
Garzeit: ca. 25 Minuten

Eine Portion enthält:
235 kcal/982 kJ	5 g Ballaststoffe
5 g Eiweiß	1,3 mg Zink
12 g Fett	0 g Omega-3-Fett-
26 g Kohlenhydrate	säuren

Zutaten für zwei Personen
- 2 gehäufte EL Basmatireis
- 1 große Karotte
- 1 kleines Stück frischer Ingwer (ca. 10 g)
- 1 EL Rapsöl
- ¼ l Gemüsebrühe
- ⅛ l Karottensaft
- 1 kleine Tasse Kokosmilch (ca. 100 ml)
- Salz, Pfeffer
- Curry
- 1 EL Kokosraspel

Zubereitung

1 Reis in der doppelten Menge Salzwasser nach Packungsanleitung garen. Am Ende der Garzeit abtropfen lassen.

2 Karotte waschen, schälen und in kleine Würfel schneiden. Ingwer schälen und ebenfalls in kleine Würfel schneiden.

3 Öl in einem kleinen Topf erhitzen und Karotten- und Ingwerwürfel darin andünsten. Mit Gemüsebrühe, Karottensaft und Kokosmilch ablöschen und Suppe zum Kochen bringen. Zugedeckt bei mittlerer Hitze ca. 10 Minuten köcheln lassen.

4 Suppe mit Salz, Pfeffer und Curry würzen, Kokosraspeln und Reis in der Suppe kurz erwärmen und servieren.

Leichte Abendessen 125

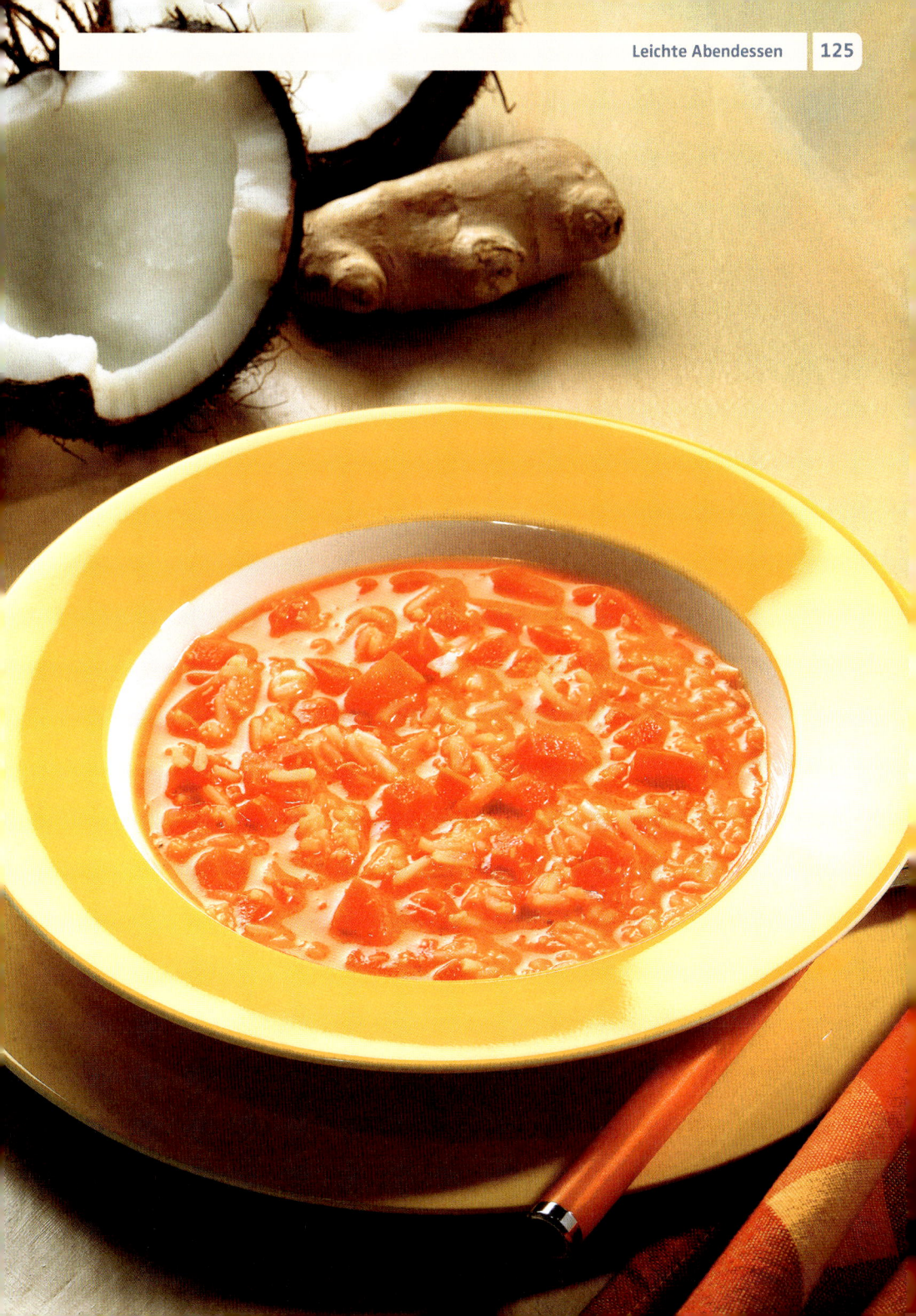

Neue Kartoffeln mit Frühlingsquark
preiswert

Zubereitungszeit: 15 Minuten
Garzeit: 10 Minuten

Eine Portion enthält:
293 kcal/1225 kJ	6 g Ballaststoffe
24 g Eiweiß	1,9 mg Zink
1 g Fett	0 g Omega-3-Fett-
44 g Kohlenhydrate	säuren

Zutaten für zwei Personen
6 eigroße Kartoffeln
1 Pck. Magerquark (250 g)
½ Becher Naturjoghurt, 1,5 % Fett
kohlensäurehaltiges Mineralwasser
1 Bund frische, gemischte Kräuter
(z. B. Petersilie, Dill, Kerbel)
Salz, Pfeffer

Zubereitung
1 Kartoffeln gründlich waschen und im Dampfdrucktopf 10 Minuten garen.
2 Aus Quark, Joghurt und einem Schuss Mineralwasser mit dem Schneebesen eine homogene Masse rühren. Kräuter waschen, trocknen und Blättchen fein hacken. Mit Salz und Pfeffer unter die Quarkmasse mischen und Frühlingsquark herzhaft abschmecken.
3 Kartoffeln schälen und mit Quark servieren.

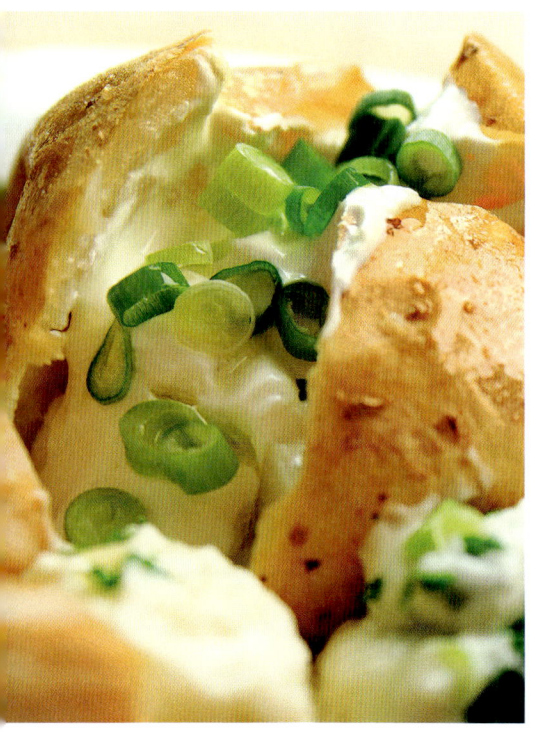

Selleriecremesuppe mit Zimtcroûtons
preiswert

Zubereitungszeit: 25 Minuten
Garzeit: ca. 25 Minuten

Eine Portion enthält:
229 kcal/957 kJ
9 g Eiweiß
9 g Fett
27 g Kohlenhydrate
7 g Ballaststoffe
1,2 mg Zink
0 g Omega-3-Fettsäuren

Zutaten für zwei Personen
- 2 kleine Äpfel
- 1 TL Zitronensaft
- 1 Stück Sellerie
- 2 TL Rapsöl
- 400 ml Gemüsebrühe
- 4 EL Kondensmilch, 7,5 % Fett
- 1 Scheibe Toastbrot
- ½ TL Zimt
- Salz, Pfeffer
- 1 TL gehackte Petersilie

Zubereitung

1 Äpfel waschen, halbieren, Kerngehäuse entfernen und Apfelhälften in Würfel schneiden und sofort mit Zitronensaft beträufeln.

2 Sellerie waschen, schälen und ebenfalls in Würfel schneiden.

3 Die Hälfte des Öls in einem kleinen Topf erhitzen und die Apfel- und Selleriewürfel darin andünsten. Mit Gemüsebrühe und Kondensmilch ablöschen, Suppe aufkochen lassen und ca. 15–20 Minuten bei mittlerer Hitze köcheln lassen.

4 Toast in Würfel schneiden und restliches Öl in einer beschichteten Pfanne erhitzen. Toastwürfel darin goldgelb anbraten, mit Zimt verfeinern und zur Seite stellen.

5 Suppe mit Salz, Pfeffer und Petersilie würzen und mit einem Pürierstab fein mixen. Mit Zimtcroûtons garniert servieren.

SÜSSE ZWISCHENMAHLZEITEN UND DESSERTS

Gebackene Ananas mit Joghurtsoße

gelingt leicht

Zubereitungszeit: 10 Minuten
Garzeit: ca. 5 Minuten

Eine Portion enthält:
87 kcal/364 kJ
1 g Eiweiß
4 g Fett
11 g Kohlenhydrate
2 g Ballaststoffe
0,4 mg Zink
0 g Omega-3-Fettsäuren

Zutaten für zwei Personen
½ Ananas
1 TL Walnussöl
2 EL Naturjoghurt
1 TL Zitronensaft
flüssiger Süßstoff
1 Msp. gemahlener Ingwer

Zubereitung

1 Ananas schälen, in Scheiben schneiden und den Strunk mit einem scharfen Messer entfernen.

2 Öl in einer beschichteten Pfanne leicht erhitzen und Ananasscheiben darin rundherum anbacken. Herausnehmen und kurz abkühlen lassen.

3 Aus Joghurt, Walnüssen, Zitronensaft, Süßstoff und Ingwer eine Soße herstellen. Ananasscheiben auf einer Platte anrichten und mit Joghurtsoße beträufelt servieren.

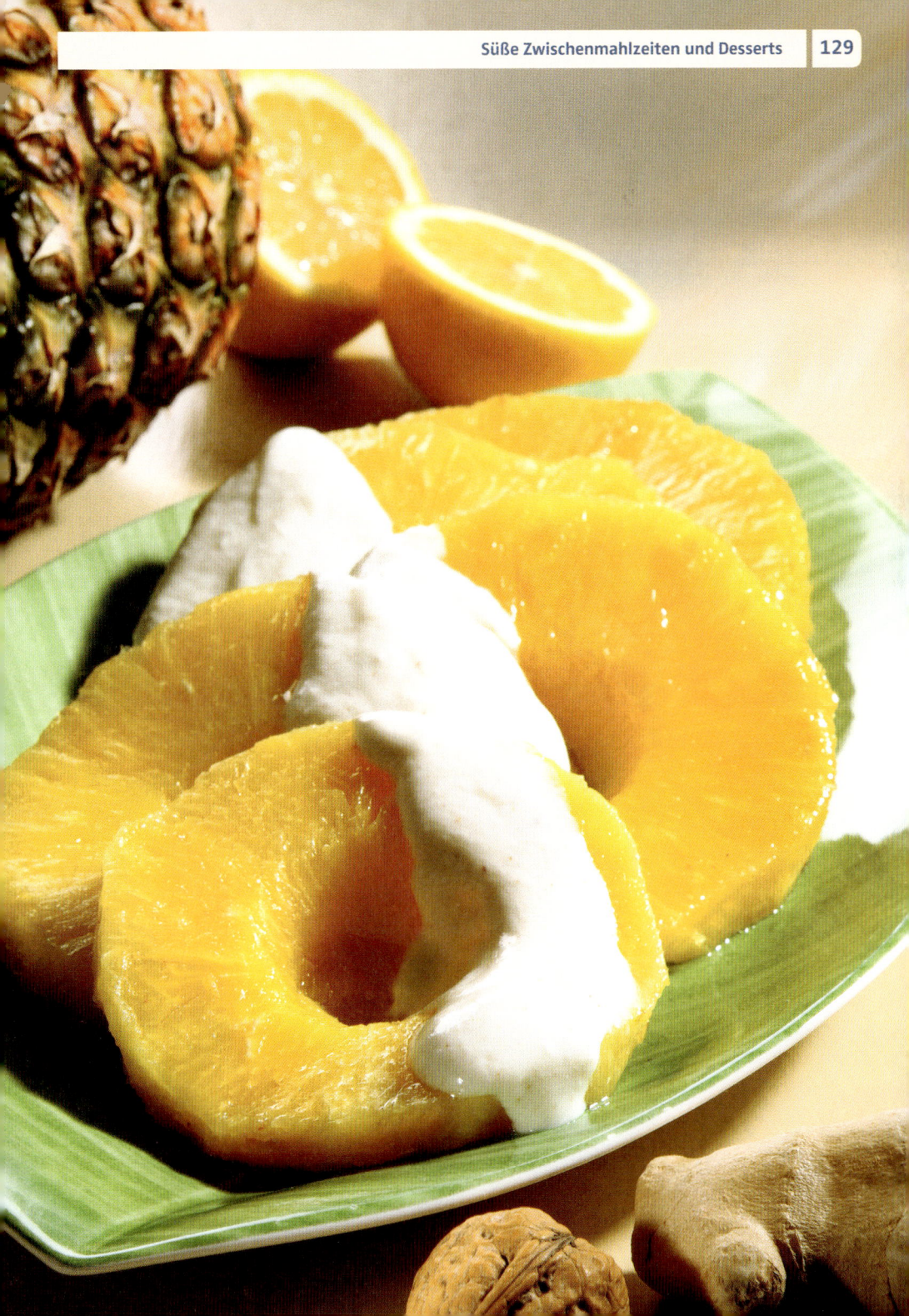

Gefüllte Pfirsiche mit Honigjoghurt

geht schnell

Zubereitungszeit: 5 Minuten

Eine Portion enthält:

180 kcal/752 kJ	3 g Ballaststoffe
4 g Eiweiß	0,6 mg Zink
1 g Fett	0 g Omega-3-Fettsäuren
37 g Kohlenhydrate	

Zutaten für zwei Personen

6 Pfirsichhälften (Konserve)
1 Becher Naturjoghurt, 1,5 % Fett
1 EL flüssiger Honig
½ TL Zimt

Zubereitung

1 Pfirsiche gut abtropfen lassen. Etwa Fruchtsaft auffangen.
2 Joghurt mit Fruchtsaft und Honig glattrühren und mit Zimt verfeinern.
3 Joghurt in einen Spritzbeutel füllen und Pfirsichhälften mit Honigjoghurt füllen.

TIPPS UND HINWEISE

Wer auf Pfirsich mit Unverträglichkeiten reagiert, verwendet stattdessen Apfel. Dünsten Sie den Apfel vor dem Füllen mit dem Honigjoghurt einige Minuten in etwas Apfelsaft.

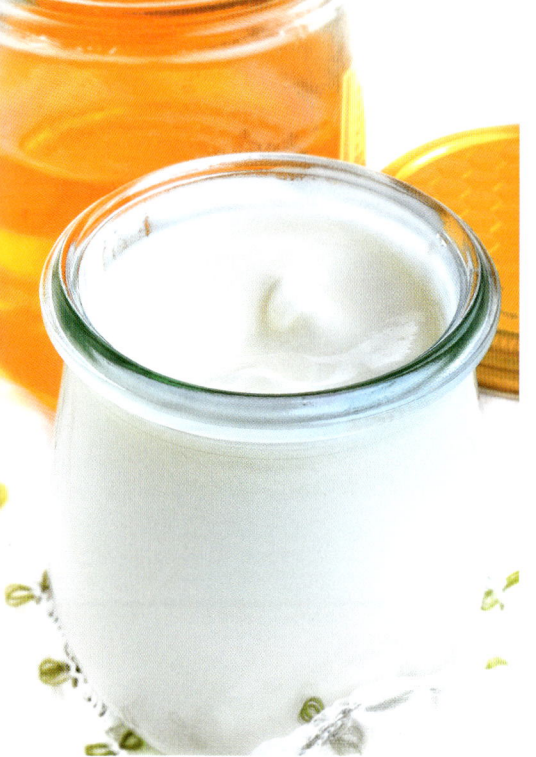

Mangodessert
geht schnell

Zubereitungszeit: 10 Minuten

Eine Portion enthält:

129 kcal/539 kJ	2 g Ballaststoffe
6 g Eiweiß	0,4 mg Zink
1 g Fett	0 g Omega-3-Fett-
23 g Kohlenhydrate	säuren

Zutaten für zwei Personen
200 g Mango (Konserve)
2 gehäufte EL Magerquark
1 Becher Naturjoghurt, 1,5 % Fett
½ Vanilleschote

Zubereitung
1 Mangos abtropfen lassen (etwas Fruchtsaft auffangen) und in Würfel schneiden. Mangowürfel und 1–3 EL Fruchtsaft in ein hohes Gefäß geben und mit einem Pürierstab fein mixen.

2 Aus Quark und Joghurt eine homogene Masse rühren. Vanilleschote der Länge nach aufschlitzen und das Mark mit einem scharfen Messer herauskratzen. Vanillemark und Mangopüree unter die Joghurtmasse rühren, sofort servieren.

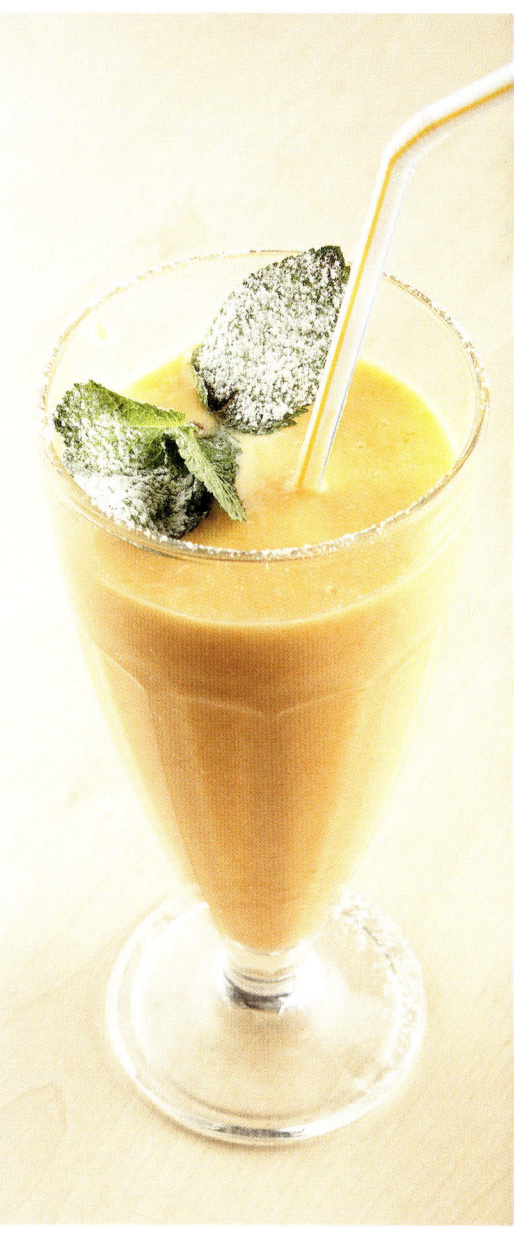

Rhabarberkompott mit Quarkhaube
gut vorzubereiten

Zubereitungszeit: 20 Minuten
Garzeit: ca. 8 Minuten

Eine Portion enthält:
89 kcal/372 kJ	3 g Ballaststoffe
5 g Eiweiß	0,4 mg Zink
0 g Fett	0 g Omega-3-Fett-
14 g Kohlenhydrate	säuren

Zutaten für zwei Personen
250 g Rhabarber
75 ml Kirschsaft und 2 EL Kirschsaft zum Anrühren des Puddingpulvers
flüssiger Süßstoff
1 EL Vanillepuddingpulver
2 gehäufte EL Magerquark
kohlensäurehaltiges Mineralwasser
½ Vanilleschote

Zubereitung
1 Rhabarber waschen, putzen und in Scheiben schneiden. Rhabarber mit Kirschsaft in einen Topf geben und 5 Minuten dünsten. Mit Süßstoff abschmecken (vorsichtig dosieren, Menge nach Belieben).
2 Vanillepuddingpulver mit 2 EL Kirschsaft glatt rühren, unter Rühren zum Rhabarber geben und einmal aufkochen lassen. Im kalten Wasserbad abkühlen lassen.
3 Quark und Mineralwasser mit einem Schneebesen glatt rühren. Vanilleschote der Länge nach halbieren, das Mark herauskratzen und mit einem Tropfen Süßstoff zum Quark geben. Quarkmasse in einen Spritzbeutel füllen.
4 Abgekühltes Kompott in zwei Gläser füllen und mit Quarktupfen verzieren.

Süße Zwischenmahlzeiten und Desserts | 133

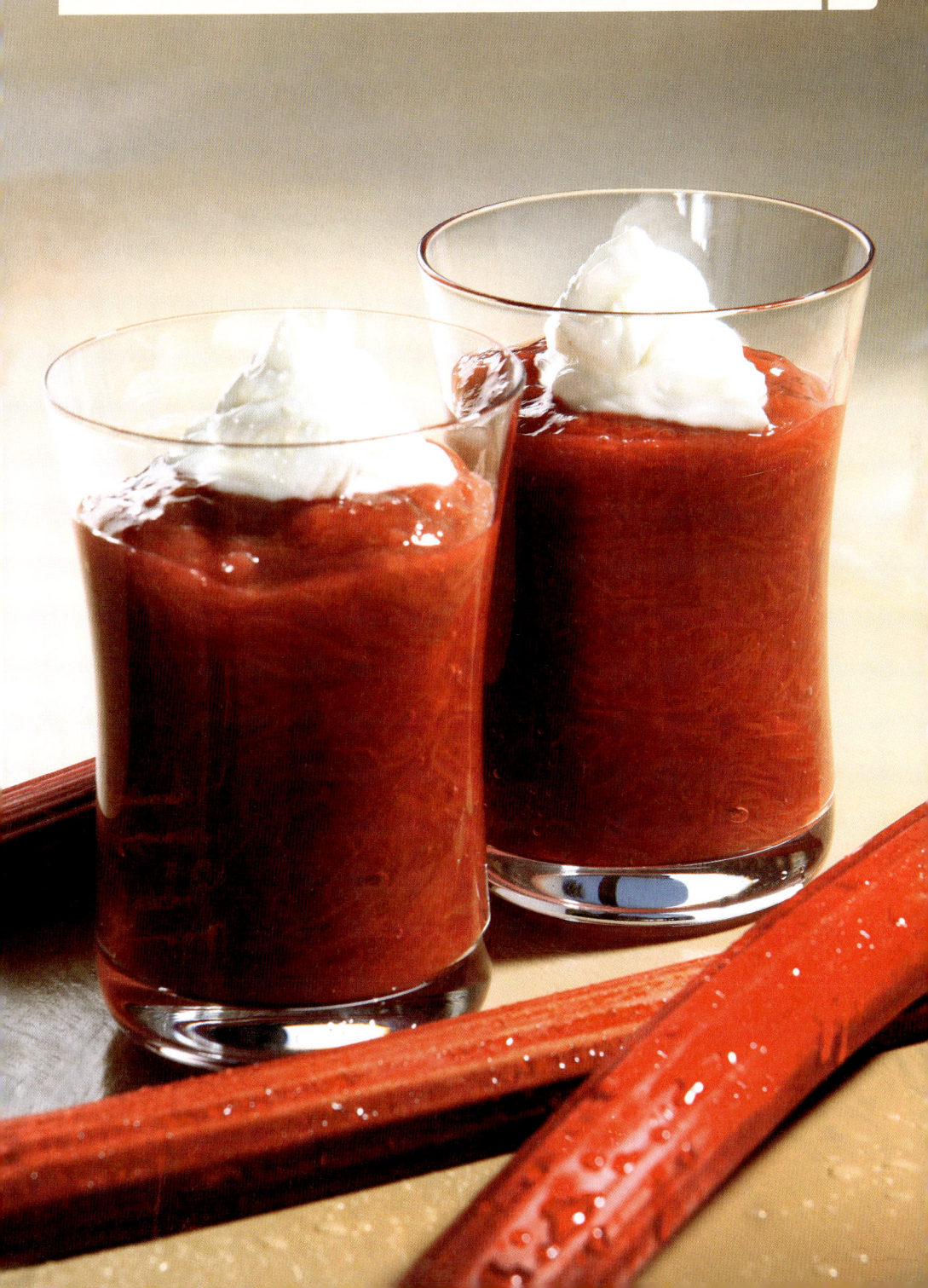

Apfelcreme
preiswert

Zubereitungszeit: 15 Minuten
Einweichzeit: 10 Minuten
Kühlzeit: ca. 1–2 Stunden

Eine Portion enthält:
74 kcal/309 kJ	0 g Ballaststoffe
4 g Eiweiß	0,3 mg Zink
5 g Fett	0 g Omega-3-Fettsäuren
4 g Kohlenhydrate	

Zutaten für zwei Personen
2 Blatt Gelatine
50 ml Apfelsaft
½ Becher Naturjoghurt, 1,5 % Fett
½ Becher saure Sahne, 10 % Fett
flüssiger Süßstoff

Zubereitung
1 Gelatine in etwas kaltem Wasser ca. 10 Minuten einweichen.

2 Joghurt, saure Sahne, Süßstoff und Apfelsaft miteinander verrühren.

3 Gelatine über einem heißen Wasserbad schmelzen lassen oder in der Mikrowelle einige Sekunden erhitzen, bis die Gelatine flüssig ist. Etwas von der Joghurtmasse in die heiße Gelatine einrühren (Temperatur ausgleich). Die Gelatine unter die restliche Joghurtmasse rühren und die Creme in zwei Portionsschälchen verteilen.

4 Apfelcreme 1–2 Stunden kalt stellen.

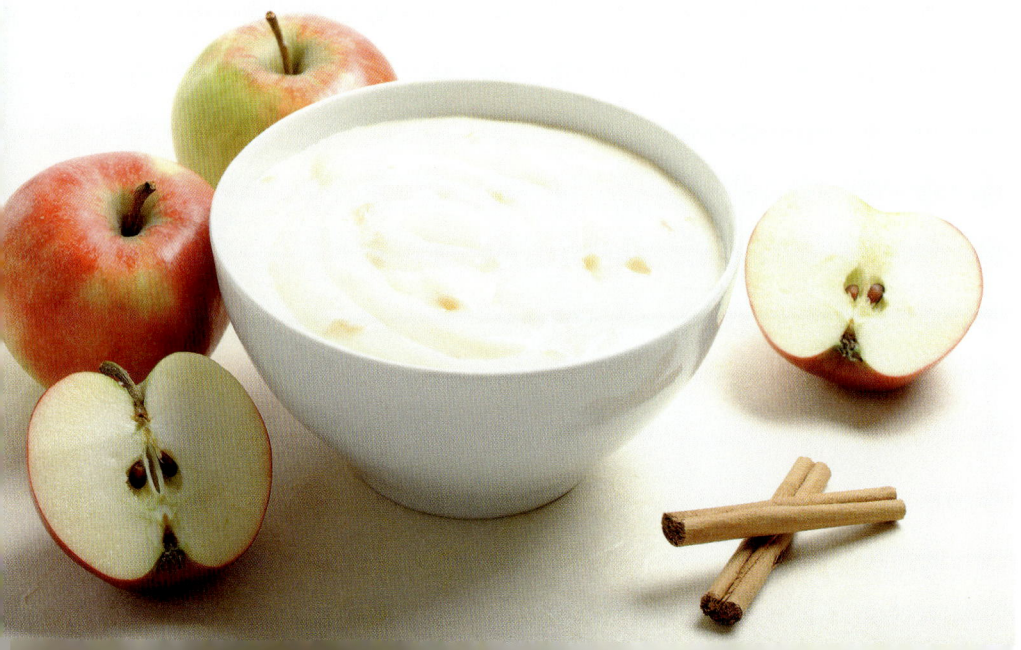

Bananen-Eis
gelingt leicht

Zubereitungszeit: 15 Minuten
Gefrierzeit: 3 Stunden

Eine Portion enthält:

165 kcal/690 kJ	3 g Ballaststoffe
3 g Eiweiß	0,6 mg Zink
1 g Fett	0 g Omega-3-Fett-
35 g Kohlenhydrate	säuren

Zutaten für zwei Personen
3 Bananen
1 TL Zitronensaft
100 ml Buttermilch

Zubereitung

1 2 große flache Teller mit Klarsichtfolie bespannen. Bananen schälen und in ½ cm dicke Scheiben schneiden und nebeneinander auf den Tellern verteilen. Teller mindestens 3 Stunden einfrieren.

2 Die gefrorenen Bananenscheiben in ein hohes Gefäß geben. Zitronensaft und Buttermilch dazugießen und mit einem Mixstab so lange pürieren, bis eine glatte Eismasse entsteht. Kugeln ausstechen und sofort servieren.

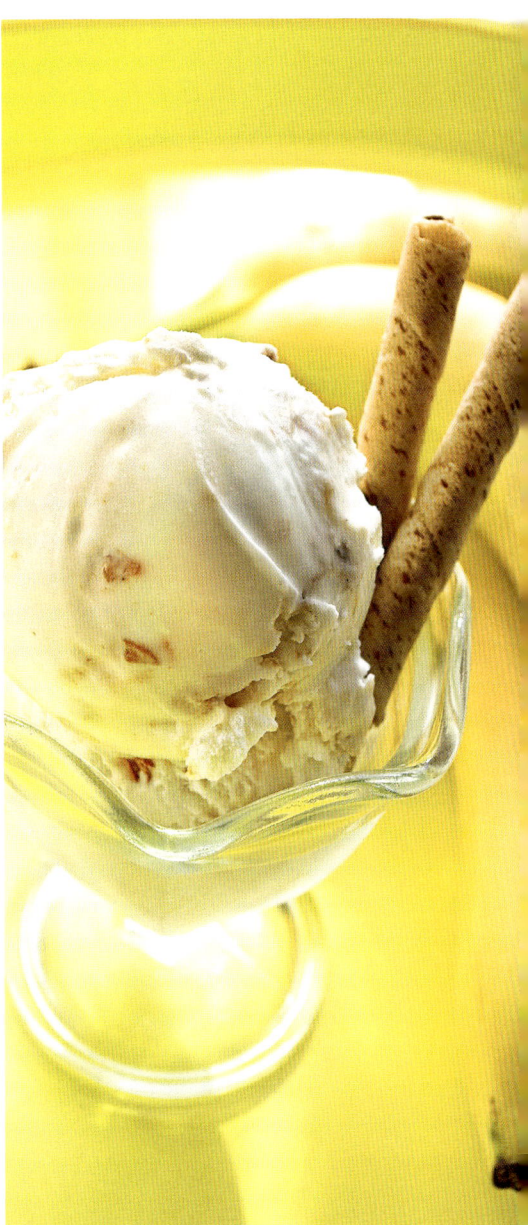

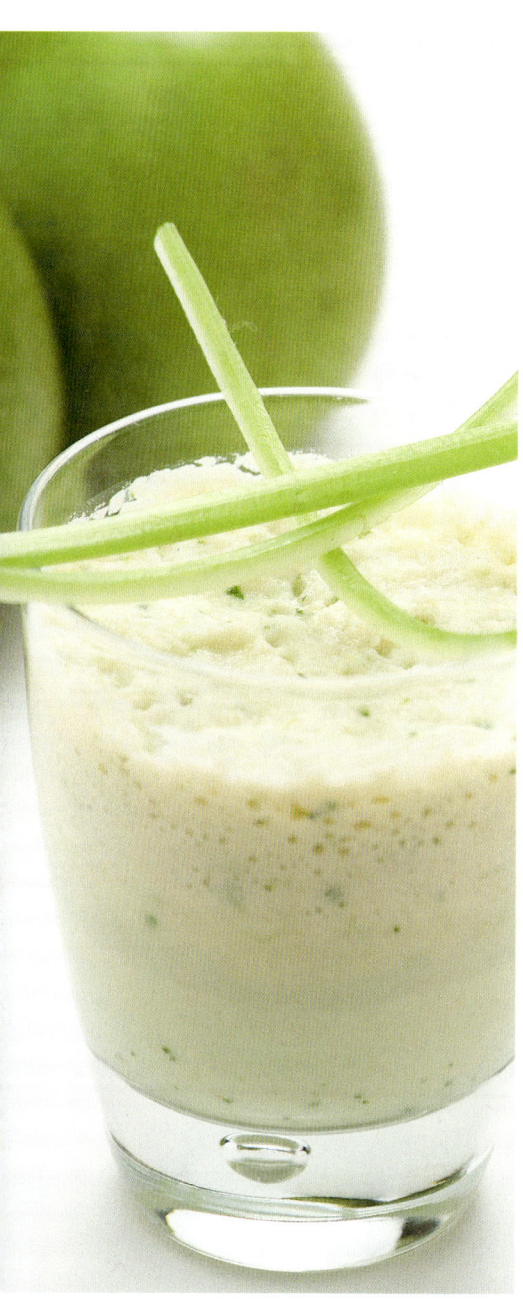

Apfelkefir
preiswert

Zubereitungszeit: 10 Minuten
Ziehzeit: 5 Minuten
Kühlzeit: ca. 30 Minuten

Eine Portion enthält:

114 kcal/477 kJ	0 g Ballaststoffe
5 g Eiweiß	0,6 mg Zink
2 g Fett	0 g Omega-3-Fett-
16 g Kohlenhydrate	säuren

Zutaten für zwei Personen
100 ml Apfelsaft
1 EL schwarzer Tee
½ Becher Kefir
½ EL Honig

Zubereitung
1 Apfelsaft aufkochen.
2 Tee in einen Filter geben und im heißen Saft ca. 5 Minuten ziehen lassen. Tee herausnehmen und Apfeltee abkühlen lassen.
3 Apfeltee, Kefir und Honig mit dem Stabmixer kurz aufschäumen und in zwei Gläser gießen.

Bananen-Erdbeer-Milch
gelingt leicht

Zubereitungszeit: 10 Minuten

Eine Portion enthält:

198 kcal/828 kJ	2 g Ballaststoffe
10 g Eiweiß	1,71 mg Zink
4 g Fett	0 g Omega-3-Fettsäuren
30 g Kohlenhydrate	

Zutaten für zwei Personen
- 1 Banane
- 1 TL Zitronensaft
- 1 Handvoll Erdbeeren
- ¼ l Buttermilch
- ¼ l Milch, 1,5 % Fett
- 2 EL Haferflocken

Zubereitung

1 Banane schälen und in Stücke schneiden, sofort mit Zitronensaft beträufeln. Erdbeeren waschen, trocknen, Zweige entfernen und zusammen mit den Bananenstücken in einem Mixglas mit einem Pürierstab zerkleinern.

2 Buttermilch, Milch und Haferflocken zugeben und nochmals kräftig durchmixen.

TIPPS UND HINWEISE

Falls Sie laktosehaltige Lebensmittel nicht vertragen, ersetzen Sie die Milch und die Buttermilch durch Sojamilch (laktosefrei).

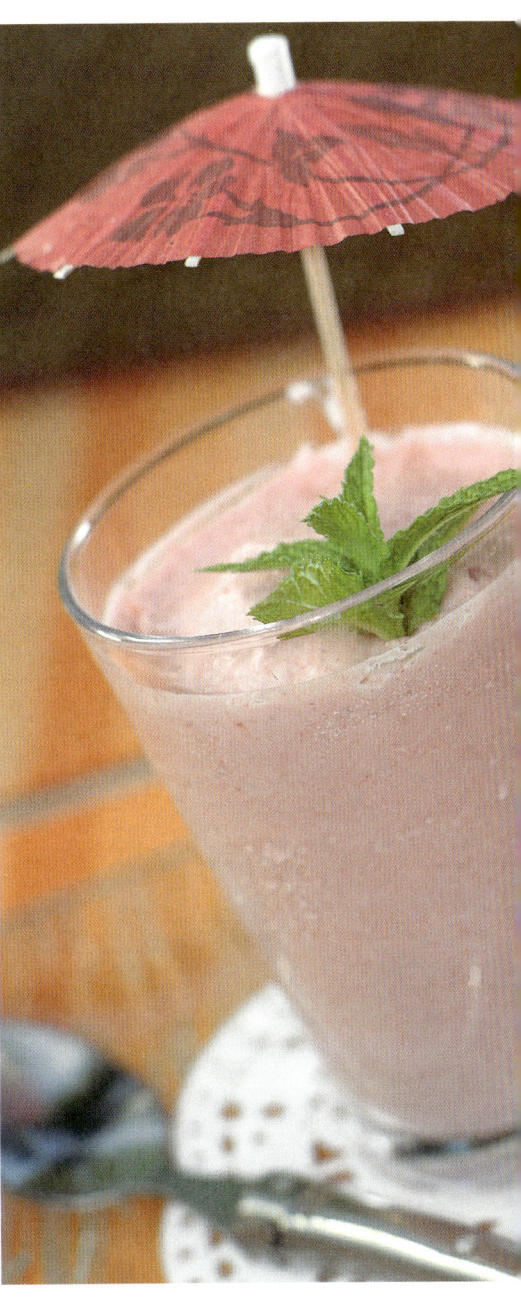

ANHANG

Adressen

Bundeszentrale für gesundheitliche Aufklärung (BZgA)
Ostmerheimer Straße 220
51109 Köln
Telefon 0221 89920
E-Mail: poststelle@bzga.de
www.bzga.de

Deutsche Gesellschaft für Ernährung (DGE) e. V.
Godesberger Allee 18
53175 Bonn
Telefon 0228 3776600
E-Mail: webmaster@dge.de
www.dge.de

Deutsche ILCO e. V.
Thomas-Mann-Straße 40
53111 Bonn
Tel.: 0228 33889450
E-Mail: info@ilco.de
www.ilco.de

Deutsche Morbus Crohn und Colitis ulcerosa Vereinigung (DCCV) e. V.
Reinhardtstraße 18
10117 Berlin
Tel.: 030 20003920
E-Mail: info@dccv.de
www.dccv.de

ILCO-Schweiz e. V.
Buchenweg 35
CH-3064 Schüpfen
Tel.: 0041 31 87924 68
E-Mail: info@ilco.ch
www.ilco.ch

Österreichische ILCO e. V.
Oberer Augartenstraße 26–28
A-1020 Wien
Tel.: 0043 1 3 323863
E-Mail: stomaselbsthilfeilco@tele2.at
www.ilco.at

Adressen

Österreichische Morbus Crohn/Colitis ulcerosa Vereinigung (ÖMCCV) e. V.
Obere Augartenstraße 26–28
A-1020 Wien
Tel.: 0043 1 3330633
E-Mail: office@oemccv.at
www.oemccv.at

Schweizerische Morbus Crohn/Colitis ulcerosa Vereinigung (SMCCV) e. V.
Postfach
CH-5000 Aarau
Tel.: 0041 62 8248707
E-Mail: welcome@smccv.ch
www.smccv.ch

www.falkfoundation.de
Kostenloses Infomaterial zu CED

www.vdd.de
Verband der Diätassistenten e. V.

www.vdoe.de
Verband der Oecotrophologen e. V.

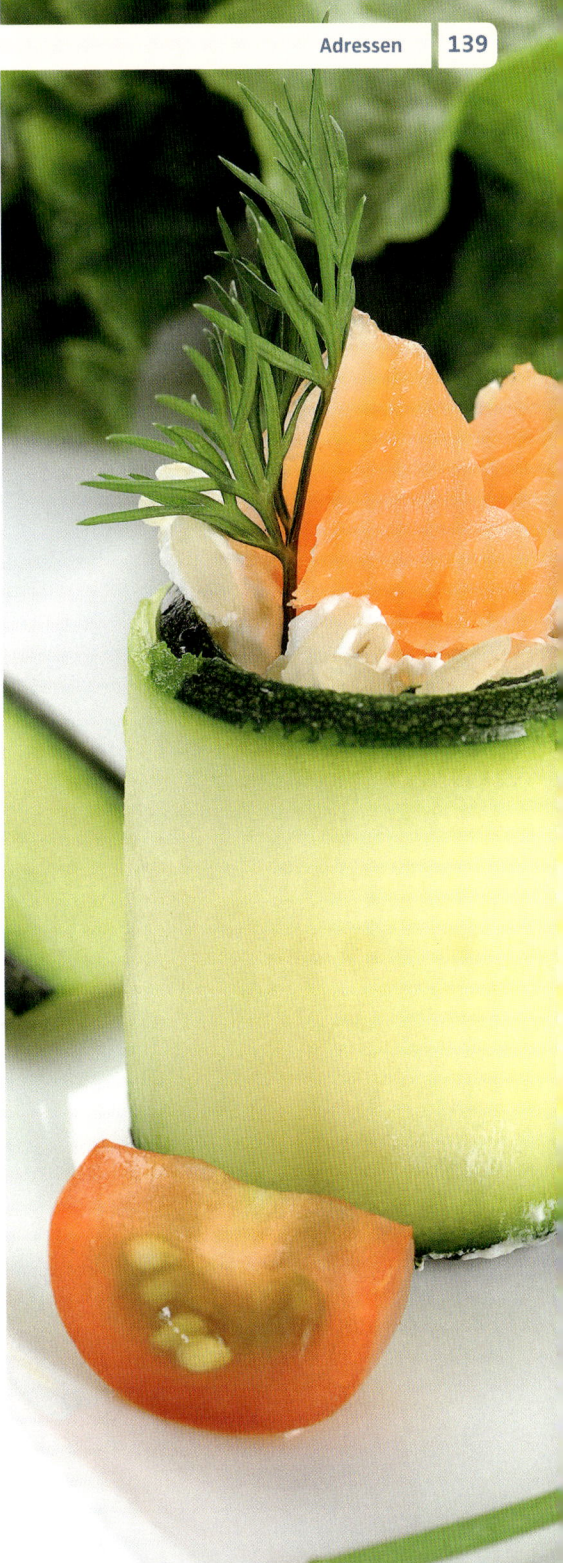

Register

Abszedierung 17
Abszesse 20
After 7, 18
Alkohol 12, 37, 38, 40, 50
Aminosäure 10
Anämie 23, 35
Aphten 17
Appetitlosigkeit 20
Austrocknung 23
Autoimmunprozesse 19

Bakterien 14ff., 20, 22, 47, 48, 52, 53
Ballaststoffe 15, 17, 18, 22, 37, 39, 48, 49, 52, 53, 55
Bauchschmerzen 20, 31
Bauchspeicheldrüse 11, 13, 14
Beschwerdetagebuch 7, 54
Blähungen 31
Blutarmut 35
Blutungen 20, 21, 47

Chronisch-entzündliche Darmerkrankung (CED) 9, 12, 15ff., 22, 24, 28, 30, 33, 34, 37ff., 41, 42, 44, 48ff., 55
Colitis, fulminante 21

Darmausgang 10, 24
    Darmausgang, künstlicher 24
Darmbakterien 14, 22
Darmdurchbruch 20
Darmflora 15, 16, 19, 22, 47, 53, 55
Darmschleimhaut 9, 14, 15, 30, 47
Darmschlinge 20
Darmspiegelung 21, 23
Darmverengung 17, 24
Darmverschluss 20
Darmzotten 14
Dehnungsrezeptoren 10, 13
Dehydratation 21, 23
Diät 18, 27, 28, 30, 42
    Ausschlussdiät 18, 28

Eliminationsdiät 28, 30
Formeldiät 18
Lutz-Diät 30
Diarrhö 17
Dickdarm 9ff., 15ff., 21ff., 31, 47
Dünndarm 10, 11, 13, 14, 17, 20, 30,
Durchfall 7, 20ff., 30, 31, 36, 44, 50, 55

Eiweiß 10, 14, 28, 35ff., 39, 40, 44
Entzündung
Entzündung, akute 18, 21, 24, 30, 34, 40, 48ff., 54
Entzündung, diskontinuierliche 17
Entzündung, kontinuierliche 17
Entzündungsschub 24, 30, 40, 48ff., 54
Enzyme 10, 14, 47
Erbrechen 20
Ernährung
    Ernährung, eiweißreiche 28, 34, 40
    Ernährung, faserreiche 14
    Ernährung, ballaststoffarme 24, 39, 49
    Ernährung, ballaststoffreiche 13, 15, 22, 24, 28, 39, 52
    Ernährung, enterale 24, 28, 33, 34, 48, 54
    Ernährung, fettarme 41
    Ernährung, kohlenhydratreiche 38
    Ernährung, künstliche 34, 48
    Ernährung, parenterale 21, 34, 48, 54
    Ernährung, vegetarische 52

Fäzes 14
Fehlernährung 19
Fette 10, 13, 14, 17, 20, 37, 40ff., 49
Fettsäure 10, 15, 18, 22, 40ff., 55
Fieber 20, 21, 23
Fisteln 17, 20, 36, 49

Gallenblase 11, 13
Gastrointestinaltrakt 10, 13, 17
Gewichtsverlust/-abnahme 20, 23, 35, 38

Hygiene 19

Immunsystem 15, 40, 45, 47
Infektion 16
Intervall, symptomfreier 24ff., 34, 48ff., 54

Kohlenhydrate 10, 14, 18, 30, 37ff., 49
Kolon 10, 17, 21, 23
Kortikosteroide 21
Krankheitserreger 14
Krankheitsverlauf 18, 20
Krummdarm 13

Laktose 30ff., 47, 137
Leber 11, 13
Leerdarm 13
Lipase 13

Magen-Darm-Trakt 9, 10, 15, 24, 35, 52
Magensaft 10, 12, 14
Magenschleimhaut 10, 12
Magenwand 13
Mangelernährung 7, 20, 34ff., 57
Mastdarm 9, 11, 21
MCT-Fette 20, 42, 49
Medikamente 20ff., 24, 42, 43, 47, 50
Milcheiweiß 30, 40
Milchsäurebakterien 52, 53
Milchzucker 30ff., 38, 40, 47, 52, 54
Mineralstoffe 14, 23, 37, 44, 46, 52, 53, 55
Mundhöhle 10ff., 18
Mundschleimhaut 10, 17

Nährstoffe 6, 12, 14, 37
Nahrungsbrei 12ff.
Nahrungsmittelunverträglichkeit 20, 24, 28, 113, 130
Nikotin/Rauchen 16, 19

Omega-3-Fettsäuren 41ff., 53, 55
Operation 20, 24

Pankreas 13, 14
Präbiotika 47, 48, 55
Prädisposition, genetische 16, 18, 19, 22
Probiotika 39, 47, 48, 55

Remission 18, 21, 43, 48
Rückfall 42, 43

Schleimstoffe 12, 14
Schließmuskel 10, 13
Schmerzen 7, 17, 20, 22, 31, 54
Speiseröhre 11, 12
Spurenelemente 37, 46
Stoffwechsel 7, 15, 35, 40, 45, 46
Stuhlgang 22
Stuhlprotokoll 24, 25
Stuhluntersuchung 23
Symptome 20, 22, 42

Ultraschalluntersuchung 21, 23
Umwelteinflüsse 16
Untergewicht 7, 34

Verdauung 7ff., 18, 24, 32, 47, 55
Verdauungsenzym 14, 47
Viren 16, 22
Vitamine 20, 37, 41, 44, 45, 52, 53, 55
Völlegefühl 7

Wasser 14, 22, 37, 46, 50, 53, 55,

Zucker 17, 18, 28, 38ff., 49, 52, 54
Zwölffingerdarm 13, 14

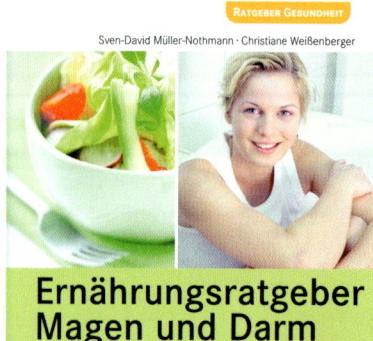

Sven-David Müller-Nothmann
Christiane Weißenberger

Ernährungsratgeber Magen und Darm

Genießen erlaubt

132 Seiten, Klappenbroschur
ISBN 978-3-89993-540-0
€ 12,90

- Richtig essen und trinken
- 15 Tipps für das tägliche Leben
- Über 60 leckere Rezepte
- Alle Rezepte mit Ballaststoff- und Nährstoffangaben

Magen-Darm-Erkrankungen hängen oft mit einer fehlerhaften und häufig zu fettreichen Ernährung zusammen. Wenn Sie die Nahrungsmittel richtig auswählen und kombinieren, können Sie viel für Ihre Gesundheit tun. Eine richtige Diät ist nicht immer nötig. Wichtiger ist es, dass Sie bewusst kochen und vor allem in Ruhe genießen.

„Wie man den Verdauungstrakt anregen kann, Sodbrennen verhindert und auch Krankheiten vorbeugen kann, ohne den ganzen Tag nur Körner und Rohkost zu essen, zeigt das Buch. Nach einem ausführlichen Textteil folgen über 60 leckere, leicht nachzukochende Rezepte."
HNA Hessische Niedersächsische Allgemeine

schlütersche

www.buecher.schluetersche.de

Stand September 2011. Änderungen vorbehalten.

Almut Carlitscheck • Sven-David Müller

Entspannung
So genießen Sie jeden Tag

152 Seiten, 83 Farbfotos, Klappenbroschur
ISBN 978-3-89993-559-2
€ 12,90

- Lernen Sie, den Alltag entspannt zu erleben
- Das richtige Essen gegen Stress
- Test: Welcher Entspannungstyp sind Sie?

Ein Buch, das all Ihre Sinne, Ihren Körper und Ihre Seele anspricht. Mit vielen Entspannungsübungen und leckeren Rezepten!

„Das empfehlenswerte Buch ist ein guter Ratgeber." Dresdener Woche

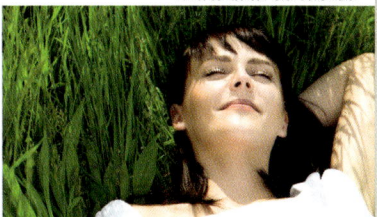

Prof. Dr. med. Klaus-Dieter Kolenda

Was mich stark macht
**Nehmen Sie Ihre Gesundheit selbst in die Hand
Prävention für Jedermann**

192 Seiten, 80 Farbfotos,
Grafiken und Tabellen, Klappenbroschur
ISBN 978-3-89993-586-8
€ 14,95

Alle Maßnahmen für ein langes Leben in Gesundheit finden Sie in diesem Ratgeber. Mit Praktischen Tipps vom Präventions-Experten.

„Mit diesem umfassenden Ratgeber können Sie Ihre Lebensqualität entscheidend verbessern."
Gesundheits-Bookshop.de

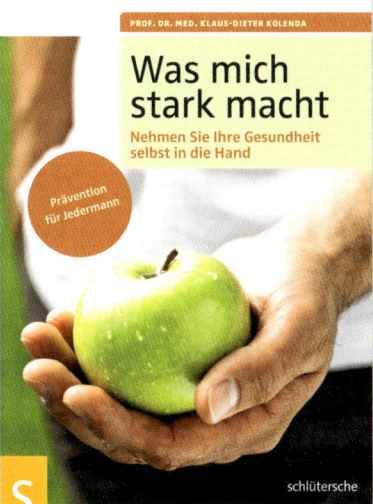

Stand September 2011. Änderungen vorbehalten.

schlütersche

www.buecher.schluetersche.de

Bibliografische Information der Deutschen Nationalbibliothek
Die Deutsche Nationalbibliothek verzeichnet diese Publikation in der deutschen Nationalbibliografie; detaillierte bibliografische Daten sind im Internet über http://dnb.ddb.de/ abrufbar.

ISBN 978-3-89993-616-2 (Print)
ISBN 978-3-8426-8356-3 (PDF)

Fotos:
Umschlag: Titelfoto: moodboard – fotolia.com; hintere Umschlagklappe (innen): SyB – fotolia.com
Fotolia.com: Jörg Beuge: 19; Yuri Arcurs: 25; Aramanda: 29; Knipsit: 33; Inga Nielsen: 36; Olaf Rehmert: 43; Valeriy Velikov: 51; Quade: 52; Pefkos: 63; Jens Hilberger: 68; sarsmis 80; Carmen Steiner: 81; Cornelia Pithart: 94; Marco Mayer: 96; Heike Rau: 97; manla: 100; JJAVA: 101; Viktor: 105; graphia: 106; raphotography: 113; Tinka: 122; Carmen Steiner: 130, Maksim Shebeko: 131; Elke Dennis: 135; ampFotoStudio: 136; razorconcept: 137; Nikola Bilic: 139;
iStockphoto: Ivonne Wierink-vanWetten: 44; Tina Rencelj: 76; Daniel Loiselle: 103; IngridHS: 109; Erna Vader: 134
123rf.com: Robert Anthony: 1; Eugene Bochkarev: 2, 5; Dusan Zidar: 6; Studiovespa: 8/9; Igor Stepovik: 23; svl861: 26/27; Viktorija Kuprijanova: 31; Ingridhs: 56/57; Liga Lauzuma: 67; Massman: 74; Joerg Beuge: 75; Erick Nguyen: 85; Elena Elisseeva: 91; Elnavegante: 119; Jabiru: 126; Viktorija Kuprijanova: 144
MEV: 95
Luitgard Kellner: 11
Ingo Wandmacher: 34, 59, 61, 65, 69, 71, 73, 79, 83, 87, 89, 93, 99, 111, 115, 121, 123, 125, 129, 133

2., überarbeitete Auflage
© 2012 Schlütersche Verlagsgesellschaft mbH & Co. KG
Hans-Böckler-Allee 7, 30173 Hannover
www.schluetersche.de

Autor und Verlag haben dieses Buch sorgfältig geprüft.
Für eventuelle Fehler kann dennoch keine Gewähr übernommen werden.
Alle Rechte vorbehalten. Das Werk ist urheberrechtlich geschützt.
Jede Verwertung außerhalb der gesetzlich geregelten Fälle muss vom Verlag schriftlich genehmigt werden.

Lektorat: Petra Heyde, Hannover
Layout: Groothuis, Lohfert, Consorten, Hamburg
Covergestaltung: Kerker + Baum Büro für Gestaltung, Hannover
Satz: Die Feder Konzeption vor dem Druck GmbH, Wetzlar
Druck und Bindung: Grafisches Centrum Cuno GmbH & Co. KG, Calbe
Hergestellt in Deutschland.